Diabetes 1x1

T0200329

Peter Hien
Simone Claudi-Böhm
Bernhard Böhm

Diabetes 1x1

Diagnostik, Therapie, Verlaufskontrolle

2. Aufl. 2014

Mit 13 Abbildungen

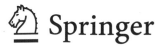

Dr. Peter Hien
DRK-Krankenhaus Altenkirchen-Hachenburg
DRK-Verbund Rheinland-Pfalz

Dr. Simone Claudi-Böhm
Medizinisches Zentrum Ulm, Ulm

Prof. Dr. Bernhard Böhm
Universitätsklinikum Ulm
Zentrum für Innere Medizin
Ulm

ISBN-13 978-3-642-44975-8   ISBN 978-3-642-44976-5 (eBook)
DOI 10.1007/978-3-642-41559-3
Die Deutsche Nationalbibliothek verzeichnet diese Publikation in der Deutschen
Nationalbibliografie; detaillierte bibliografische Daten sind im Internet über
http://dnb.d-nb.de abrufbar.

Springer Medizin
© Springer-Verlag Berlin Heidelberg 2014

Planung: Hinrich Küster, Heidelberg
Projektmanagement: Lisa Geider, Heidelberg
Lektorat: Volker Drüke, Münster
Projektkoordination: Cécile Schütze-Gaukel, Heidelberg
Umschlaggestaltung: deblik Berlin
Fotonachweis Umschlag: © photos.com
Herstellung: Fotosatz-Service Köhler GmbH – Reinhold Schöberl, Würzburg

Gedruckt auf säurefreiem und chlorfrei gebleichtem Papier

Springer Medizin ist Teil der Fachverlagsgruppe
Springer Science+Business Media
www.springer.com

Vorwort zur 2. Auflage

Für die 2. Auflage des Diabetes 1×1 wurden die Inhalte der 7. Auflage des Diabetes-Handbuches komprimiert zusammengefasst. Das Diabetes 1×1 dient der kompakten Schnellinformation.

Es ist eine didaktisch strukturierte Darstellung der diabetologischen Themen. Der Fokus liegt auf der praxisrelevanten Anleitung, gepaart mit dem Hintergrundwissen, das hilft, die Themen zu verstehen und aktiv umzusetzen. Junge Ärzte sowie erfahrene Kollegen, Diabetesassistentinnen und Berater, aber auch Patienten schätzen dieses Buch sehr, das nun seit über 20 Jahren immer wieder aktualisiert wird.

Geliefert wird das notwendige Handwerkszeug, um den Patienten zur Seite zu stehen. Dazu kommen Kochrezepte, Praxistipps sowie die vielen wichtigen Kleinigkeiten, die so oft über Nichterfolg bzw. Erfolg entscheiden. Mit diesem Wissen wird man sich in der Welt des Blutzuckers rasch sehr gut zurechtfinden.

Aktuelle große Studien zum Thema Diabetes mellitus (ACCORD, ADVANCE und VADT) konnten jedoch zeigen, dass eine alleinige Intensivierung der HbA_{1c}-Einstellung die Probleme des Diabetikers nicht löst. Es ist ein umfassendes Krankheitsbild, das man nicht auf den Blutzucker reduzieren darf. Alle Aspekte eines Betroffenen müssen bedacht werden.

Hierzu gehört auch, dass die Menschen in unserer Gesellschaft immer älter werden. In allen Fachdisziplinen, auch in der Diabetologie, müssen wir zunehmend geriatrische Gesichtspunkte berücksichtigen. Durch die steigende Lebenserwartung muss man bereits früh im Verlauf an Präventionsmaßnahmen denken und die Menschen zur Gesunderhaltung befähigen.

Viele Checklisten und Mustervorlagen finden Sie als Online-Material bequem zum Ausdrucken auf Springer Extras: http://extras.springer.com unter Eingabe der ISBN des Diabetes-Handbuches, 7. Aufl.: 9783642349430

Das neue Diabetes 1 × 1 in der 2. Auflage zeigt sich in einer kompletten Neuüberarbeitung, die den Entwicklungen und dem raschen wissenschaftlichen Fortschritt Rechnung trägt.

Peter Hien
Simone Claudi-Böhm
Bernhard Böhm

Inhaltsverzeichnis

Mitarbeiterverzeichnis

Dr. med. Peter Hien
Chefarzt Medizinische Klinik, Internist, Diabetologie,
Pneumologie, Geriatrie,
DRK-Krankenhaus Altenkirchen-Hachenburg
Leuzbacherweg 21
57610 Altenkirchen

Universitätsprofessor Dr. med. Bernhard Böhm
Zentrum für Innere Medizin, Schwerpunkt Endokrinologie
und Diabetologie
Universität Ulm
Albert-Einstein-Allee 23
89081 Ulm/Donau

sowie

Lee Kong Chian School of Medicine
Imperial College London and Nanyang Technological University,
Singapore
50 Nanyang Drive
Singapore 637553

Dr. med. Simone Claudi-Böhm
Medizinisches Zentrum Ulm
Hafenbad 33
89073 Ulm

Symptome und Krankheits-
bilder des Diabetes mellitus

P. Hien et al., *Diabetes 1x1*,
DOI 10.1007/978-3-642-44976-5_1,
© Springer-Verlag Berlin Heidelberg 2014

- **Häufige Erstsymptome**
- Durst, Polydipsie;
- häufiges Wasserlassen, Polyurie, Exsikkose;
- Wachstumsstörung, Bettnässen und Schulprobleme bei Kindern (Typ-1-Diabetes);
- körperliche und mentale Leistungsminderung mit Abgeschlagenheit;
- Gewichtsverlust beim Insulinmangeldiabetes (Typ 1 oder LADA);
- wechselnder Visus bei osmotisch aufquellendem Linsenapparat;
- Hautveränderungen wie Juckreiz;
- orthostatische Beschwerden bei Exsikkose;
- Appetitlosigkeit, Inappetenz, aber auch Polyphagie;
- Potenzstörungen, Libidoverlust;
- Muskelkrämpfe;
- Gefühlsstörungen, Neuropathie;
- Übelkeit und Bauchschmerzen bis zum akuten Abdomen (Pseudoperitonitis);
- Verlangsamung bis zur Eintrübung;
- Infektanfälligkeit: rezidivierende Harnwegsinfekte, Hautmykosen, Furunkulosen, Pyodermie;
- Amenorrhoe, Regelstörungen, verminderte Fruchtbarkeit bei Frauen.

1.1 Diabetisches Koma

Die **diabetischen Komata** sind:
- das ketoazidotische Koma (bei D. m. Typ 1, sehr selten bei lange bestehendem Typ 2),
- das hyperosmolare Koma (bei D. m. Typ 2),
- das hypoglykämische Koma (bei D. m. Typ 1 und 2).

1.2 Folgeerkrankungen bei Diabetes mellitus

Beim Typ-1-Diabetiker werden die Folgeerkrankungen erst nach vielen Jahren relevant. Beim Typ-2-Diabetes beginnt es mit dem metabolischen Syndrom.

Folgeerkrankungen sind im Folgenden aufgeführt.
Angiopathie:
- Makroangiopathie: KHK, pAVK und zerebrale AVK,
- Mikroangiopathie: Retinopathie und Nephropathie.

Neuropathie:
- periphere Neuropathien (Polyneuropathie, Mononeuropathien, Sensibilitätsstörungen u.a.),
- autonome Neuropathien (kardial, digestiv, urogenital, Orthostase u.a.).

Weitere Folgeerkrankungen sind
- das diabetische Fußsyndrom,
- kardiale Folgeerkrankungen (Herzinsuffizienz, Arrhythmien, Kardiomyopathie),
- arterielle Hypertonie,
- Infektionskrankheiten,

- gestörte Schweißsekretion,
- Fettstoffwechselstörungen,
- gehäuftes Auftreten von Demenzerkrankungen.

1.3   Typ-1- versus Typ-2-Diabetes

◻ **Tab. 1.1** Differenzialdiagnostische Kriterien für Typ-1- und Typ-2-Diabetes

Typ-1-Diabetes	Typ-2-Diabetes
Manifestation meist Kinder bis junge Erwachsene	Meist höheres Erwachsenenalter
Manifestation akut bis subakut	Beginn meist schleichend
Polyurie, Polydipsie, Gewichtsverlust, Müdigkeit	Häufig keine Beschwerden
In der Regel normgewichtig	Patienten meist übergewichtig
Ketoseneigung ausgeprägt	Nur selten Bildung von Ketonkörpern
Insulinmangel	Insulinresistenz
Kaum familiäre Häufung	Meist »Familienerkrankung«
90% mit Auto-AK (GAD, ZnT8, IA-2, IAA, ICA)	Auto-AK fehlen

Labordiagnostik

P. Hien et al., *Diabetes 1x1*,
DOI 10.1007/978-3-642-44976-5_2,
© Springer-Verlag Berlin Heidelberg 2014

2.1   Blutzucker

Normwerte und pathologische Werte sind in ◘ Tab. 2.1 aufgeführt.

Zur Labordiagnostik eines Diabetes mellitus gilt folgende Vorgehensweise als sinnvoll:

— Zur Diagnostik und Verlaufskontrolle dürfen nur qualitätskontrollierte Verfahren zur Glukosebestimmung eingesetzt werden (Ausnahme: BZ-Stix des Patienten; ▸ Abschn. 2.3).

◘ **Tab. 2.1** Normwerte nach Leitlinie der DDG 12/2005 beziehen sich auf venöses Plasma

Regelhafte Glukosewerte		
Plasma, venös	<100 mg/dl	<5,6 mmol/l
Vollblut kapillär (hämolysiert)	<90 mg/dl	<5,0 mmol/l
Gestörte Nüchternglukose (IFG)		
Plasma, venös	≥100 mg/dl <126 mg/dl	≥5,6 mmol/l/ <7,0 mmol/l
Vollblut kapillär (hämolysiert)	≥90 mg/dl <110 mg/dl	≥5,0 mmol/l/ <6,1 mmol/l
Diagnostische Kriterien für Diabetes mellitus[a]		
Plasma, venös	≥126 mg/dl	≥7,0 mmol/l
Vollblut kapillär (hämolysiert)	≥110 mg/dl	>6,1 mmol/l

- 100 mg/dl BZ = 5,6 mmol/l BZ
- 18,0 mg/dl BZ = 1,0 mmol/l BZ.

▬ Es sollten wiederholte Bestimmungen des Nüchtern-
blutzuckers stattfinden, 2- bis 3-mal als Bestäti-
gungstest.

▬ Sofern keine ausgeprägte Hyperglykämie mit metabolischer Dekompensation vorliegt, ist die Diagnose
durch Messung an einem oder zwei anderen Tagen
zu bestätigen.

▬ Ggf. ist ein OGTT durchzuführen.

■ **Screening-Untersuchungen asymptomatischer
Individuen auf Diabetes mellitus**

Generell ab einem Alter >45, bei Normoglykämie Wie-
derholung in 3 Jahren; Screening-Untersuchungen im
jüngeren Alter bei Vorliegen folgender **Risikomerkmale**:

▬ Adipositas, BMI ≥27 kg/m^2,

▬ erstgradig Verwandter mit Diabetes mellitus,

▬ Geburt eines Kindes mit Makrosomie (>4000 g),

▬ Gestationsdiabetes, habituelle Aborte in der
Anamnese, Frauen mit polyzystischen Ovarien,

▬ arterielle Hypertonie,

▬ makrovaskuläre Erkrankungen (z. B. KHK, pAVK,
Schlaganfall),

▬ Dyslipidämie mit HDL-Erniedrigung und/oder
Triglyzeriden ≥250 mg/dl (2,85 mmol/l),

▬ Albuminurie,

▬ gestörte Glukosetoleranz.

2.2   Oraler Glukosetoleranztest (OGTT)

- **Vorgehen beim oralen Glukosetoleranztest nach WHO**

Testdurchführung am Morgen:
- nach 10–16 Stunden Nahrungs- und Alkoholkarenz;
- nach einer dreitägigen kohlenhydratbetonten Ernährung (mehr als 150 g KH/d);
- im Sitzen, keine Anstrengung; nicht rauchen.

Zum Zeitpunkt 0 Minuten:
- Trinken von 75 g Glukose in 250–300 ml Wasser innerhalb von 5 Minuten;
- Kinder 1,75 g/kg KG (maximal 75 g Glukose);
- BZ bei 0 und 120 min; bei Gestationsdiabetes auch 60 min.

Kontraindikationen:
- kontrainsulinärer Medikamente (Prednisolon, L-Thyroxin, Betamimetika, Progesteron u.a.),
- Infektionen, Magen-Darm-Resektion, Herzinfarkt o.a.,
- erhöhte Nüchternglukose (Plasmaglukose ≥126 mg/dl, ≥7 mmol/l),
- zu einer beliebigen Tageszeit eine Blutglukose von ≥200 mg/dl (≥11 mmol/l).

Blutzuckerwerte sind in ◨ Tab. 2.2 aufgeführt.

◻ Tab. 2.2 Blutzuckerwerte zur Beurteilung des OGTT

Regelhafte Glukosewerte nach 2 Stunden		
Plasma, venös	<140 mg/dl	<7,8 mmol/l
Vollblut kapillär (hämolysiert)	<140 mg/dl	<7,8 mmol/l
Gestörte Glukosetoleranz (IGT) nach 2 Stunden		
Plasma, venös	≥140 mg/dl <200 mg/dl	≥7,8 mmol/l/ <11,1 mmol/l
Vollblut, kapillär (hämolysiert)	≥140 mg/dl <200 mg/dl	≥7,8 mmol/l/ <11,1 mmol/l
Diagnostische Kriterien für Diabetes mellitus		
Plasma, venös	≥200 mg/dl	≥11,1 mmol/l
Vollblut, kapillär (hämolysiert)	≥200 mg/dl	>11,1 mmol/l

2.3 Blutzucker im venösen Plasma und kapillären Vollblut

Die Werte im Serum sind höher als im Vollblut, da die Glukosekonzentration in den Erythrozyten sehr gering ist.

Für die Diagnostik wird der Blutzucker im venösen Plasma mit qualitätskontrollierten Verfahren bestimmt. Dabei ist zu beachten, dass die Messung sofort erfolgen sollte. Bei der Versendung von Blutproben an ein Labor kommt es durch Glykolyse und Gerinnung zur Messung falsch-niedriger Werte. In einem solchen Fall müssen Glykolysehemmer (Citrat/Citratpuffer und NaF) sowie

Gerinnungshemmer (EDTA oder Heparin) hinzugegeben werden.

Die zur Blutzuckerselbstkontrolle eingesetzten BZ-Messgeräte mit Kapillarvollblut sind für die Diagnostik eines Diabetes mellitus weder geeignet noch dürfen diese Gerätschaften gemäß der gesetzlichen Vorgaben dazu eingesetzt werden. Sie dienen ausschließlich der Verlaufskontrolle des Diabetes-Patienten im Rahmen seiner BZ-Selbstmessungen.

Die Blutzuckermessungen werden aus dem venösen Plasma direkt oder mitunter auch aus dem venösen Vollblut gemessen, in letzterem Fall umgerechnet auf venöse Plasmawerte mit dem Faktor 1,11.

2.4   Messungen der Sekretionskapazität

Eine Sonderstellung nimmt das C-Peptids ein. Während Insulin nach seiner Freisetzung in der Leber sequestriert wird, wird das C-Peptid nicht extrahiert und liefert eine bessere Information zur Sekretionsleistung der β-Zellen. Nur bei Niereninsuffizienz falsch-hohe Werte.

C-Peptid kann bei folgenden Fragestellungen mit herangezogen werden:

- jüngere Typ-2-Diabetiker,
- LADA-Diabetes (Insulinmangeldiabetes der spät auftritt – bevorzugt in der 3.–4. Dekade),
- Insulinom (Tumor der β-Zellen der aufgrund seiner Insulinproduktion zu Hypoglykämien führt),
- vor dem Einsatz von DPP4-Hemmer und GLP-Analoga, die eine Restkapazität erfordern.

Als grobe Angabe kann man sagen, dass für eine ausreichende Insulinsekretion ein Nü-C-Peptid von 1,0–2,0 ng/ml und ein postprandiales C-Peptid von 1,5–3,0 ng/ml spricht. Nach einem Standardfrühstück mit 50 g Kohlenhydraten erwartet man beim Gesunden nach 2 h einen Anstieg um 0,5–1,0 ng/ml. Bei Patienten mit einem metabolischen Syndrom kann man C-Peptid-Werte von über 4 bis zu 20 ng/ml messen.

2.5   HbA$_{1c}$

Eine vierteljährliche Bestimmung des HbA$_{1c}$-Wertes, das glykierte Hämoglobin in den Erythrozyten, ist sinnvoll. Die Anlagerung der Glukose an das Hämoglobinmolekül (Glykierung) ist irreversibel.

▶ **Normwerte für das HbA$_{1c}$: 4–6% des Gesamt-Hämoglobins (≥6,5% = Diabetes)**

▶ **Normwerte für das HbA$_{1c}$: 28–38 mmol/mol (≥48 = Diabetes)**

Verschiedene Krankheitsbilder führen zu falsch-hohen oder falsch-niedrigen Hba$_{1c}$-Werten.

Erkrankungen, die zu falsch-hohen oder falsch-niedrigen Hba1c-Werten führen

— Hämolyse mit verkürzter Erythrozytenlebensdauer führt zu falsch-niedrigen HbA_{1c}.

— Hämoglobinopathien (HbF, HbS u.a. mit langer Lebensdauer) führen zu hohen Werten.

— Falsch-hoch bei Eisenmangelanämie gemessen, da der Abbau der Erythrozyten verlangsamt ist.

— Hemmung der Glykierung durch Vitamin C und Vitamin E.

Große Untersuchungen für Typ-2-Diabetiker konnten zeigen, dass ein HbA_{1c}-Niveau um 7,1–7,3% mit einer signifikanten Reduktion diabetischer Folgeerkrankungen assoziiert ist. Ein HbA_{1c} von 6,5% oder niedriger wird als ideale Einstellung angesehen. Bei Typ-1-Diabetespatienten nur niedriger, wenn dies nicht durch häufigere Hypoglykämien erkauft wird.

Die Beurteilung der Stoffwechselgüte bedarf zudem der Beurteilung der Blutzuckerprofile. Beispielsweise kann eine instabile Glukosestoffwechsellage mit starken Blutzuckerschwankungen verbunden sein, mit ausgeprägten Hyperglykämien und einer Adaptation an sehr niedrige Werte. Dies kann einen relativ guten HbA_{1c}-Wert vortäuschen.

2.6   Mikroalbuminurie und Nephropathie

Bei D.m. Typ 2 sollte das jährliche Screening mit Diagnosestellung begonnen werden, bei Typ-1-Diabetes spätestens fünf Jahre nach Diagnose.

> **Definition der Mikroalbuminurie**
> Bei 24-h-Urinsammlung: 30–300 mg/Tag
> Im Morgenurin: 20–200 mg/l
> Bezug auf Urin-Kreatinin
> ▬ Frauen: 30–300 mg/g U-Kreatinin
> ▬ Männer: 20–200 mg/g U-Kreatinin
> Konzentrationsmessung bei Kindern, bezogen auf
> 1,73 m² Körperoberfläche: 20–200 mg/l

Zur Diagnosestellung einer diabetischen Nephropathie wird der Nachweis von mindestens 2 erhöhten Albuminausscheidungen im ersten Morgenurin im Mikroalbuminbereich gefordert, die im Abstand von 2–4 Wochen gemessen werden (= persistierende Mikroalbuminurie). Idealerweise sollte bei der Messung aus dem Spontanurin der erste Morgenurin verwendet werden. Hierzu können geeignete Schnelltests in Form von Teststreifen (Micraltest II®, Micralbu-Stix®) verwendet werden. Sollte nur eine der beiden Messungen negativ ausfallen, so ist eine dritte Messung mit einer laborchemischen Methode erforderlich. Für Albuminkonzentrationen unter 200 mg/dl sind laut Empfehlungen der DDG der Mikraltest 2 und der Mikroalbu-Stix geeignet. Zur zweiten Kontrolle bei erhöhten Werten sollte eine laborchemische Methode zur Graduierung der Albuminkonzentration benutzt werden.

Mit der Mikroalbuminurie droht eine progrediente Nephropathie. Man denkt reflexartig an eine bessere BZ-Einstellung und bessere Blutdruckeinstellung, v. a. mit ACE-Hemmer oder AT_1-Blocker.

»Falsch-positiv« bzw. aus anderen Gründen positiv ist der Test unter folgenden Konstellationen: Harnwegsinfekte, andere Infekte, Fieber, Hypertonie, körperliche Anstrengung, Herzinsuffizienz, entgleister BZ, Nierenerkrankungen (Ischämie, Nephritiden etc.), vaginaler Ausfluss oder eine Periodenblutung innerhalb der letzten drei Tage.

2.7   Ketonkörper

Er sollte ab einem BZ von 240 mg/dl (13 mmol/l) und bei Verdacht auf eine ketoazidotische Entgleisung durchgeführt werden. Symptome sind u. a. Müdigkeit, Infekt, Gewichtsverlust, Übelkeit und Erbrechen. Bei Patienten mit Insulinpumpen kann eine Ketoazidose innerhalb von 2–4 h nach Abknicken der Leitung oder Nadeldislokation beginnen. Das kleine subkutane Depot ist rasch »verbraucht«. Es wird eine Ketogenese initiiert, der BZ ist wegen der kurzen Zeit ggf. nur leicht erhöht, möglich ab 200 mg/dl (11,1 mmol/l). Misst man vor einer körperlichen Belastung (z. B. Sport) einen überhöhten BZ (>240 mg/dl [13,0 mmol/l]), so misst man unbedingt Ketonkörper. Ist der Urin auf Ketonkörper positiv, so stellt man die körperliche Belastung zurück, bis das Insulin wirkt und der Stoffwechsel sich wieder normalisiert hat.

Sinnvoll ist der Urinstix auf Ketonkörper auch im Rahmen der Betreuung von vor allem übergewichtigen

Gestationsdiabetikerinnen. Hier sollten keinesfalls Ketonkörper nach Nahrungsumstellung mit Kohlenhydratrestriktion nachweisbar sein, da dies unmittelbare fetale Schädigungen nach sich ziehen kann.

Definition, Klassifikation, Inzidenz und Prävalenz des Diabetes mellitus

P. Hien et al., *Diabetes 1x1*,
DOI 10.1007/978-3-642-44976-5_3,
© Springer-Verlag Berlin Heidelberg 2014

Diabetes mellitus ist eine chronische Hyperglykämie, entweder durch eine gestörte Insulinsekretion oder durch eine Insulinresistenz. In Deutschland erkranken 8% der Bevölkerung.

4 wesentliche Diabetesformen

Typ-1-Diabetes mellitus – Autoimmunerkrankung, die zu einer Zerstörung der Insulin produzierenden Zellen mit absoluter Insulinbedürftigkeit führt; Erkrankung kann in jedem Lebensalter auftreten. Es wird die sog. LADA- Form (latent autoimmune diabetes in adults) dem Typ-1-Diabetes zugerechnet.

Typ-2-Diabetes mellitus – Erkrankung mit Insulinresistenz (Leber, Muskel- und Fettgewebe). Erst spät im Verlauf zunehmendes Sekretionsdefizit der β-Zellen.

Andere spezifische Diabetestypen – Genetische Defekte der β-Zell-Funktion (hierunter wird z. B. jetzt auch der **MODY-Diabetes mit seinen Unterformen** [MODY 1, 2 ...] eingeordnet), genetische Defekte der Insulinwirkung, Erkrankungen des exokrinen Pankreas, Endokrinopathien, medikamenten- und toxininduzierter Diabetes, Diabetes als Folge von Infektionserkrankungen, ungewöhnliche immunmediierte Diabetesformen sowie andere genetische Erkrankungen, die mit erhöhter Diabeteswahrscheinlichkeit einhergehen.

Gestationsdiabetes – Erstmalig in der Schwangerschaft aufgetretene und diagnostizierte Störung des Glukosestoffwechsels. Die Definition gilt unabhängig davon, ob der Diabetes auch nach der Schwangerschaft bestehen bleibt. Er schließt die Möglichkeit einer bereits vor der Schwangerschaft bestehenden Zuckerstoffwechselstörung (Glukoseintoleranz) oder eines bisher unentdeckt gebliebenen Diabetes nicht aus.

- **Klassifikation des Diabetes mellitus nach ADA, WHO und DDG (nach Böhm 2001)**
- I   Diabetes mellitus Typ 1 (β-Zell-Störung mit in der Regel absolutem Insulinmangel)
    - A. Immunmediiert
    - B. Idiopathisch
- II   Diabetes mellitus Typ 2 (Insulinresistenz und Insulinsekretionsdefizit)
- III Andere Diabetestypen
    - A. Genetische Defekte der β-Zell-Funktion
        1. Chromosom 12, Hepatozyten
        2. Nuklearfaktor-1α (früher MODY 3)
        3. Chromosom 7, Glukokinase (früher MODY 2)
        4. Chromosom 20, Hepatozyten Nuklearfaktor-4α (früher MODY 1)
        5. Mitochondriale DNA (MIDD, maternally inherited diabetes and deafness)
        6. Andere Formen
    - B. Genetische Defekte der Insulinwirkung
        1. Typ-A-Insulinresistenz
        2. Leprechaunismus
        3. Rabson-Mendenhall-Syndrom
        4. Lipatrophischer Diabetes
        5. Andere Formen
    - C. Erkrankungen des exokrinen Pankreas
        1. Pankreatitis
        2. Trauma/Pankreatektomie
        3. Pankreasneoplasma
        4. Zystische Fibrose
        5. Hämochromatose
        6. Fibrokalzifizierende Pankreaserkrankungen
        7. Andere Pankreaserkrankungen

— D. Endokrinopathien
1. Akromegalie
2. Cushing-Syndrom/endogener Hyperthyreose
3. Glukagonom
4. Phäochromozytom
5. Hyperthyreose
6. Somatostatinom
7. Aldosteronom
8. Andere Endokrinopathien

— E. Medikamenten- und toxininduzierter Diabetes
1. Vacor (Rattengift)
2. Pentamidin
3. Nikotinsäure
4. Glukokortikoide
5. Schilddrüsenhormone
6. Diazoxid
7. β-adrenerge Agonisten
8. Thiazide
9. Phenytoin (Dilantin)
10. α-Interferon
11. Andere Substanzen

— F. Infektionen
1. Rötelnembryopathie
2. Zytomegalievirus-Infektion
3. Andere Infektionen

— G. Ungewöhnliche immunmediierte Diabetesformen
1. »Stiff-man-Syndrom«
2. Anti-Insulinrezeptor-Antikörper
3. Andere

- H. Andere genetische Erkrankungen und
  Syndrome mit Assoziationen zum Diabetes
  1. Down-Syndrom (Trisomie 21)
  2. Klinefelter-Syndrom
  3. Turner-Syndrom
  4. Wolfram-Syndrom
  5. Friedreich-Ataxie
  6. Chorea Huntington
  7. Laurence-Moon-Biedl-Bardet-Syndrom
  8. Myotone Dystrophie
  9. Porphyrien
  10. Prader-Labhart-Willi-Fanconi-Syndrom
  11. Andere
- IV. Gestationsdiabetes (GDM)

Typ-1-Diabetes mellitus

P. Hien et al., *Diabetes 1x1*,
DOI 10.1007/978-3-642-44976-5_4,
© Springer-Verlag Berlin Heidelberg 2014

4.1   Pathogenese des Diabetes mellitus Typ 1a

Der Subtyp 1a ist Autoimmunerkrankung bei der es zur unwiederbringlichen Zerstörung der Insulin produzierenden β-Zellen im Pankreas kommt (◻ Abb. 4.1). Nach Verlust von 80–90% der β-Zell-Masse kommt es zum klinisch relevanten Insulinmangel.

■ Genetische Disposition

HLA-DR3-DQ2 und HLA-DR4-DQ8 vermitteln das höchste Risiko und finden sich bei bis zu 90% der Typ-1-Diabetespatienten. Mit der Kombination, z. B. DR3 plus

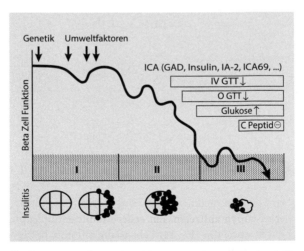

◻ **Abb. 4.1** Natürlicher Verlauf des Typ-1-Diabetes (ICA = Inselzellantikörper, GAD = Glutamat-Decarboxylase, IA-2 = Inselzellantigen-Thyrosinphosphatase, GTT = Glukosetoleranztest)

DR4, steigt das Risiko um das 200-Fache. Eine HLA-Bestimmung ist nur sinnvoll bei positiver Familienanamnese und positivem Antikörperstatus. Protektion: Nie tritt ein Typ-1-Diabetes bei einem Haplotyp HLA-DR2-DQ6 auf.

Das Risiko ist 3%, falls ein Elternteil erkrankt ist. Sind beide Eltern betroffen, liegt es bei 10–20%. Erkrankt ein Geschwisterkind an D. m. Typ 1, so liegt das Risiko für das andere bei 3–7%, sind es Zwillingsgeschwister, dann steigt das Erkrankungsrisiko für das andere auf 20–30%. Bei eineiigen Zwillingen sind in 30–50% der Fälle beide betroffen.

Der Antikörperstatus ist entscheidend für eine ablaufende Insulitis (◘ Tab. 4.1).

4.2 Diabetes mellitus Typ 1b

Der Subtyp 1b ist seltener. Er wird auch als idiopathischer Typ-1-Diabetes bezeichnet. Es ist eine nichtimmunogene und vererbbare Form. Auch hier kommt es zum Untergang der Beta-Zellen und zu einem Insulinmangel. Immunogene Ursachen lassen sich jedoch nicht nachweisen.

4.3 Pathophysiologie und Klinik des DM 1

Der Diabetes mellitus Typ 1 kann bereits in den ersten Lebensjahren auftreten. Ein erster Manifestationsgipfel besteht etwa um das 14. Lebensjahr, oft mit heftiger Symptomatik.

Die Erstmanifestation des älteren Typ-1-Patienten (>40. Lj.) ist schleichend und kaum von dem eines Typ-

◨ **Tab. 4.1** Autoantikörper als Marker der Insulitis

Inselzellantikörper (ICA)	Risikoabschätzung bei erstgradig Verwandten eines Typ 1-Diabetikespatienten, ätiopathogenetische Zuordnung eines »Gestationsdiabetes« als Frühform eines Typ-1-Diabetes.
	Testergebnis wird in Juvenile Diabetes Foundation-Units (JDF-U) angegeben. Normalbefund: <2 JDF-U ICA initial bei 70–90% der Menschen mit Typ1 DM nachweisbar Prädiktiv: bei hochtitrigem ICA liegt das Risiko über 90% innerhalb von 10 Jahren einen D.m. Typ 1 zu entwickeln
Glutamatdecarboxylase-Antikörper (GAD-Ak)	Klärung eines Diabetes (Typ-1-Diabetes ja/nein), Risikoabschätzung bei erstgradig Verwandten eines Typ-1-Diabetespatienten, Zuordnung eines »Gestationsdiabetes« als Frühform eines Typ-1-Diabetes; häufig stark positiv bei Patienten mit einem spätmanifesten Typ-1-Diabetes (sog. »LADA-Diabetes«)
	GAD-AK initial bei 50–70% % der Menschen mit D.m. Typ 1
Tyrosin-Phosphatase-2-Antikörper (IA-2-Ak)	Klärung eines Diabetes (Typ-1-Diabetes ja/nein), Risikoabschätzung bei erstgradig Verwandten eines Typ-1-Diabetespatienten, ätiopathogenetische Zuordnung eines »Gestationsdiabetes« als Frühform eines Typ-1-Diabetes
	IA-2-AK initial bei 70–80% der Menschen mit D.m. Typ1 nachweisbar

◻ Tab. 4.1 (Fortsetzung)	
Insulinauto-antikörper (IA-Ak)	Klärung eines Diabetes (Typ-1-Diabetes ja/nein), Risikoabschätzung bei erstgradig Verwandten eines Typ-1-Diabetespatienten, ätiopathogenetische Zuordnung eines »Gestationsdiabetes« als Frühform eines Typ-1-Diabetes. Möglicherweise ist der prädiktive Wert der IA-Ak im Kindesalter höher im Vergleich zum Jugend- und Erwachsenenalter
	IA-AK sind bei Diabetesbeginn vor dem 5. Lebensjahr in 100% nachweisbar, bei Diabetesbeginn nach dem 12. Lebensjahr nur noch in 10–20%
Zinktrans-porter-ZnT8-Anti-körper	Bis zu 80% der frisch diagnostizierten Typ-1-Diabetiker weisen Autoantikörper gegen den β-Zell-spezifischen Zinktransporter auf.

2-Diabetespatienten zu unterscheiden ist. Dieser wird auch als LADA-Typ (»latent autoimmune diabetes of the adult«) bezeichnet.

Meist führen anhaltender **Durst** und sehr häufiges **Wasserlassen** den Patienten zum Arzt. Diese Symptome können seit langem bestehen oder heftig und abrupt auftreten. Begleitet werden dies oft von **gesteigertem Appetit und Gewichtsverlust**. Häufig auch wechselnde **Sehstörungen** auf.

Kraft und **Leistungsfähigkeit** gehen verloren, wenn Glykogen, Lipide und Proteine kaum noch aufgebaut werden und zu wenig Glukose intrazellulär zur Verfügung steht. Trotz Hyperglykämie wird die Glukoneogenese ungehindert weiter stimuliert, mit schwersten katabolen Zuständen bis zum ketoazidotischen Koma. Bei Insulinmangel findet eine **Proteolyse und Muskelschwund** statt. Die anfallenden Aminosäuren werden unter Steuerung des Glukagons zur Glukoneogenese verwendet.

Nicht selten ist eine ketoazidotische Entgleisung bis hin zum Koma die Erstmanifestation des D. m. Typ 1. Insulinmangel führt zum Fettabbau und damit zur Freisetzung von sauren Ketonkörpern, der sog. Ketoazidose. Zunehmend **übersäuert** und **exsikkiert** gerät der Patient ins Koma.

Insulin hemmt die Sekretion von Glukagon aus den benachbarten α-Zellen. Im Hungerzustand werden durch den abfallenden Blutzucker die α-Zellen stimuliert (□ Abb. 4.2). Glukagon stimuliert aber auch die Insulinsekretion. Damit besteht beim Gesunden ein Hormongleichgewicht.

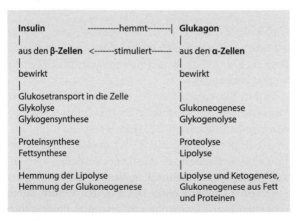

□ **Abb. 4.2** Feinsinniges Wechselspiel zwischen Insulin und Glukagon

Es wird nur so viel Glukoneogenese und Ketogenese betrieben, wie gerade nötig ist. Beim Diabetespatienten mit Insulinmangel ist das Glukagon ohne Antagonisten.

Folgen eines Insulinmangels

- Erhöhter Blutzucker
- Intrazellulärer Glukosemangel
- Mangelnder intrazelluläre Energieversorgung
- Ungehemmte Glukagonwirkung mit
  - Proteolyse
  - Glykogenolyse
  - überschießender Lipolyse und Ketonkörper-
    bildung
- Körperliche Schwäche
- Osmotische Diurese und Exsikkose
- Ketoazidose

Ein D. m. Typ 1 hat nach seiner Erstmanifestation über 6 Monate einen niedrigen Insulinbedarf von weniger als 0,4 E/kg KG. Diese Zeit wird als **Remissionsphase** oder »**Honeymoon-Periode**« bezeichnet. Passager können sich die β-Zellen des Inselorgans nochmals erholen. Wenn man sofort vollständig Insulin substituiert kann man diese Phase bis auf 2 Jahre strecken.

Therapie der Wahl ist die intensivierte Insulintherapie (ICT). Es handelt sich dabei um eine vollständige Insulintherapie mit Basalinsulingaben und Abdeckung der Mahlzeiten (Bolusinsulin). Die β-Zellen werden durch eine intensivierte Insulintherapie geschützt. Eindrücklich konnte ein längerer Erhalt einer Eigensekretion (Positivität für C-Peptid) belegt werden. Mithilfe der ICT wird

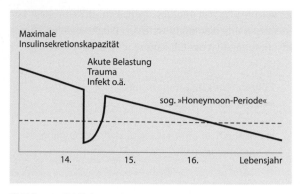

◘ Abb. 4.3 Abfall der Insulinsekretionskapazität in der Entwicklung des Typ-1-Diabetes. (Mod. nach Harrison 2001)

nach der Erstmanifestation die Remissionsphase früher erreicht und hält länger an, mit weniger Unterzuckerungen und weniger Komplikationen (◘ Abb. 4.3).

4.4   Prävention des DM 1

Da sich die Erkrankung häufig bereits im Kindesalter manifestiert, bedeutet dies früh ein hohes Risiko für diabetische Folgeerkrankungen.

> Ein sich entwickelnder D. m. Typ 1 kann bei erstgradig Verwandten von bereits an einem Typ-1-Diabetes erkrankten Personen durch eine Kombination aus Autoantikörpermessungen (ICA, GAD-Ak, IA-2-Ak, IAA-Ak) und Stoffwechselprüfungen (OGTT und IVGTT) inzwischen sicher vorhergesagt werden.

Nach fünf Jahren Beobachtungszeit gibt es folgende Wahrscheinlichkeiten für einen Typ-1-Diabetes mellitus:

- alleinige Inselzellantikörper-Positivität (ICA+): etwa 4%,
- ICA+ und ein weiterer Autoantikörper (AAk) positiv: etwa 20%,
- ICA+ und zwei weitere AAk positiv: etwa 35%,
- ICA+ und drei weitere AAk positiv: etwa 60%.

Ohne Zweifel wäre eine Möglichkeit zur Verhinderung eines Typ-1-Diabetes wünschenswert. Aktuell gibt es kein anerkanntes Präventionskonzept.

Wesentlich ist die vollständige intensivierte Insulintherapie ab Manifestation; damit kann die Remissionsphase von 6 auf 24 Monate verlangert werden. Damit hat man über 2 Jahre eine sehr gute und stabile Einstellung und senkt auch die Komplikationsrate und das Risiko für die Folgeerkrankungen.

Diabetes mellitus Typ 2

P. Hien et al., *Diabetes 1x1*,
DOI 10.1007/978-3-642-44976-5_5,
© Springer-Verlag Berlin Heidelberg 2014

5.1   Pathogenese des DM2

Entwickelt ein Elternteil einen Typ-2-Diabetes, so besteht eine Wahrscheinlichkeit von 40%, dass diese Krankheit weitervererbt wird. Haben beide Eltern einen D. m. Typ 2, so liegt dies bei 80%. Unter Geschwistern von Typ-2-Diabetikern finden sich bei 40% auch Typ-2-Diabetiker, bei homozygoten Zwillingen sind in 90% der Fälle beide betroffen. Eine **Adipositas, insbesondere** eine **androide Fettverteilung** mit Bauchfett und schmalen Hüften sowie Hirsutismus bei Frauen sind begünstigend. Ist es wirklich eine genetische Vererbung, oder wird da nur eine Lebens- und Ernährungsweise weitergegeben?

Schritte bei der Sequenz in der Pathogenese des Diabetes mellitus Typ 2
— Genetische Prädisposition
— Überernährung, Bewegungsmangel, mangelnde Muskulatur
— Entwicklung einer Insulinresistenz
— Fehlende erste Phase (»early phase«) der Insulinsekretion
— Kompensation durch Hyperinsulinämie
— Insulinmast
— Hyperinsulinämie kompensiert die Insulinresistenz nicht dauerhaft
— »Ausbrennen« der β-Zellen
— Notwendigkeit einer Insulintherapie

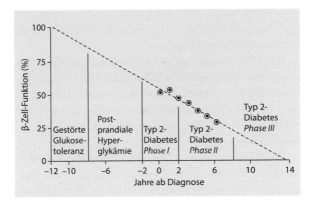

□ **Abb. 5.1** Unterschiedliche Stadien des Diabetes mellitus Typ 2 in Beziehung zur β-Zell-Funktion. Die Daten 0–6 Jahre nach Diagnosestellung wurden gemäß der UKPDS-Population ermittelt. (Aus: Palitzsch u. Bollheimer 2001)

Während früher diese genetische Konstellation Überlebensvorteile in Hungerphasen hatte, prädisponieren heute Hyperalimentation, Bewegungsmangel und mangelnde Muskulatur für das Auftreten des DM2.

Nach den Daten der UKPDS-Population kommt es zu einer Manifestation des Diabetes Typ 2, wenn die Spitzensekretionsleistung der β-Zelle auf 55–60% erschöpft ist; das heißt, der hohe Mehrbedarf bei ausgeprägter Insulinresistenz kann nicht mehr abgerufen werden (□ Abb. 5.1).

Bei gesundem Stoffwechsel folgt auf einen Glukosereiz eine zweiphasige, pulsatile Insulinantwort; diese mit einer ersten schnellen und kurzen Insulinsekretion und dann einer längeren Sekretion zur Feinregulation. Die erste blitzschnelle Antwort fehlt bei Typ-2-Diabetes. Die nachfolgende lange Antwort versucht erfolglos, dieses Defizit zu kompensieren.

Eine BZ-Entgleisung wird viele Jahre bis Jahrzehnte durch eine kompensatorisch überhöhte späte Insulinantwort mit daraus resultierender Hyperinsulinämie verhindert. In dieser Phase treten keine Beschwerden auf, und bei Routineuntersuchungen sind die Blutzuckerwerte im Normbereich.

Irgendwann kann diese Insulinresistenz jedoch durch vermehrte Insulinfreisetzung nicht mehr ausgeglichen werden. Es demaskiert sich ein Typ-2-Diabetes, sobald die Insulinproduktion nicht mehr ausreicht, um den Blutzuckerspiegel ausreichend zu senken. Um ein Mehrfaches erhöhte Insulinspiegel, sowohl nüchtern als auch bei Glukosebelastung, können die verminderte Insulinwirksamkeit (Leber, Muskulatur, Fettzellen) nicht mehr überwinden. Erst spät »brennen« die β-Zellen aus.

5.2   Pathophysiologie des DM 2

Pathophysiologie des Typ-1-Diabetes ist der Insulinmangel, Pathophysiologie des Diabetes mellitus Typ 2 ist die Insulinresistenz (Muskulatur, Leber und Fettzellen).

> **Zusammenfassung der Pathophysiologie des Typ-2-Diabetes**
> - Verminderte Freisetzung von Inkretinen
> - Zu wenig frühe Insulinausschüttung
> - Kompensatorische, aber zu späte und Übersekretion von Insulin
> - Insulinresistenz, v.a. Leber, Muskulatur und Fettzellen
> - Nicht gehemmte Freisetzung von Glukagon
> - Vermehrt hepatische Glukoneogenese

Es werden zu wenig Inkretinhormone sezerniert, gastric inhibitory peptide (GIP) und glukagon-like-peptide-1 (GLP-1), dadurch die verminderte mahlzeitengerechte Insulinfreisetzung und eine mangelnde Suppression des Glukagonspiegels.

Die Insulinresistenz betrifft v. a. die Muskulatur, mangelnde inaktive Muskulatur ist ganz wesentlich. Zusätzlich findet sich beim metabolischen Syndrom bzw. D. m. Typ 2 durch Inaktivität eine reduzierte Thermogenese. Diese Energieeinsparung erlaubt die zusätzliche Anlagerung von 5–10 kg Fettreserven pro Jahr bei westlicher Lebensweise.

Die **Fettleber** des Adipösen mit androider, stammbetonter Fettsucht extrahiert weniger Glukose und auch weniger Insulin. Die Folge ist die Verstärkung der Hyperglykämie und Hyperinsulinämie. Zusätzlich ist die Glukoneogenese dieser Leber bereits überaktiv und trägt zur morgendlichen Nüchternhyperglykämie und zur postprandialen Hyperglykämie bei.

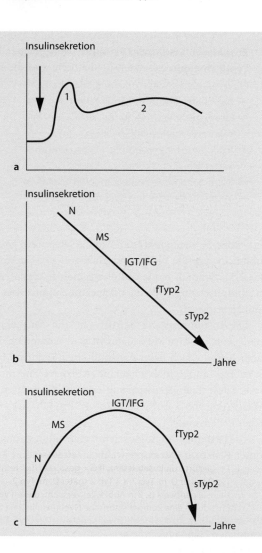

Das **Fettgewebe** ist ein komplexes, endokrin aktives Organ und somit weit mehr als nur ein Fettspeicher. Die vom Fettgewebe freigesetzten Mediatoren sind die sog. Adipokine. Eine Vielzahl von Adipokinen ist inzwischen bekannt. Hierzu zählen u.a. Leptin, Visfatin, Adiponectin, Resistin und auch TNF-α. Die Adipokine modulieren die Insulinempfindlichkeit, steigern das Hungergefühl (vergleichbar mit Heroinentzug) und beeinflussen die entzündlichen Vorgänge im Körper.

5.3 Metabolisches Syndrom

Das metabolische Syndrom beschreibt bauchbetonte Adipositas, Inaktivität, mangelnde Muskulatur, Hypertonie, Hypertriglyceridämie und erniedrigtes HDL-Cholesterin zusammen. Sobald ein metabolisches Syndrom vorliegt beginnen die Schädigungen der Gefäße, Nerven

◨ **Abb. 5.2 a–c** Pathophysiologie der Insulinsekretion beim metabolischen Syndrom und Typ-2-Diabetes (Mod. nach Mehnert 2002). **a** Die physiologische Insulinsekretion auf Glukose und den Nahrungsreiz hat eine frühe, kurze und heftige Insulinantwort (1. »first-phase-insulin«) sowie eine schwächere, lang anhaltende späte Antwort (2. »second-phase-insulin«). **b** Die frühe Insulinantwort (s. 1 in Abb. 5.2a) nimmt im Rahmen des MS bzw. D. m. Typ 2 kontinuierlich ab: N = Normalperson, MS = metabolisches Syndrom, IGT = gestörte Glukosetoleranz, IFG = gestörte Nüchternglukose, f = Typ 2 früher D. m. Typ 2, s = Typ 2 später D. m. Typ 2. **c** Die späte Insulinantwort (s. 2 in Abb. 5.2a) versucht, diesen Verlust zunächst durch eine kompensatorische Hyperinsulinämie auszugleichen, was ab der IGT/IFG nicht mehr gelingt. Der früh entdeckte Typ-2-Diabetiker ist normo- bis hyperinsulinämisch und anderer Organe. Ein pathologischer OGTT, ein hoher C-Peptid-Spiegel und eine Erhöhung des HbA_{1c} müssen zu Beginn eines metabolischen Syndroms noch nicht vorliegen.

Die bereits bei Vorliegen eines metabolischen Syndroms vermehrt vorliegende Arteriosklerose ist letztlich die Folge der komplexen Stoffwechselstörung mit Hyper(pro)insulinämie, Dyslipidämie (LDL [↑]↑, HDL ↓, Triglyzeride ↑ und freie Fettsäuren ↑), mit einer vermehrten Entzündungsreaktion (hochsensitives CRP ist erhöht) und eine gestörte Endothelfunktion.

> **Proinsulin ist Insulin plus die C-Peptid-Kette. Der C-Peptid-Spiegel ist damit ein gutes Maß für die Insulinsekretion. Der Anstieg des C-Peptid-Spiegels auf eine Glukosebelastung beginnt beim MSY auf hohem Niveau und steigt auf sehr hohe Werte an (Hyper[pro]insulinämie).**

Klinik des Typ-2-Diabetes mellitus und metabolisches Syndrom:

- Adipositas und mangelnde Muskulatur (> 90% der Typ-2-Diabetiker),
- zu viele Ruhephasen und Bewegungsarmut,
- zuviel und zu häufiges Essen, kaum Karenzphasen,
- arterielle Hypertonie,
- Dyslipidämie (↑ TG, ↓ HDL),
- kardiovaskuläre Sterblichkeit >3-fach erhöht.

Unsere Vorfahren kannten lange Hungerphasen und eine hohe körperliche Belastung. Gute Kostverwerter, die Fett ansetzten, konnten besser überleben. Dicke

Frauen konnten auch in Hungerphasen ihre Kinder noch stillen. Heute ist die Ernährung zu opulent, ständig verfügbar und die Bewegung sowie Muskelarbeit zu wenig.

Die **arterielle Hypertonie** ist gehäuft. Eine entscheidende Rolle kommt der gestörten Endothelfunktion mit verminderter Relaxation im Gefäßbett zu. In diesem Zusammenhang muss man auch an das Schlafapnoe-Syndrom denken, wobei Übergewicht, Schlafapnoe und MSY häufig zusammengehen.

5.4   Prävention des DM2

Bei Frauen liegt ein deutlich erhöhtes Risiko bei einem **Bauchumfang** über 88 cm, bei Männern über 102 cm vor. Eine Aktivitätssteigerung durch 30–60 Minuten körperliche Aktivität (50% Ausdauertraining, 50% Krafttraining mit Muskelaufbau) plus Gewichtsreduktion mit mediterraner Kost reduziert Morbidität und Mortalität wesentlich. Muskulatur ist ein ganz wesentlicher protektiver Faktor: Sie verändert die Stoffwechsellage, der Erhalt bedarf viel Energie, und es reguliert den BZ-Spiegel (sog. BZ-Autoregulation durch Muskulatur). Interessanterweise schützt Muskulatur vor Stoffwechsel-, kardialen und vaskulären Erkrankungen und auch vor Krebserkrankungen.

Therapeutische und prophylaktische Maßnahmen

— Eine Gewichtsreduktion von 10% reduziert das Herzinfarktrisikos bei MSY um 20%.

— **Training** von ca. 45 Minuten pro Tag reduziert die Progression zum Typ-2-Diabetes um 50%.

— **Muskelaufbbau ist ganz wesentlich**.

— **Nikotin** ist tödlich, Rauchstopp führt aber zur Gewichtszunahme (da hilft nur Muskelaufbau).

— **Antihypertensiva:** die üblichen kurzwirksamen Thiaziddiuretika sind nahezu nutzlos; am besten stoffwechselneutrale ACE-Hemmer, Sartane und/oder langwirksame Kalziumantagonisten.

— **β-Blocker:** machen faul, kraftlos und führen zum Fettaufbau und Muskelabbau. Mit der modernen Herzinfarkttherapie ist deren Langzeitnutzen wieder offen. Wenn überhaupt, dann z. B. Nebivolol.

— **Vitamin D** verbessert die Arbeit der β-Zellen in der Bauchspeicheldrüse.

Jeder sollte ab dem 45. Lebensjahr auf Störungen im Glukosestoffwechsel hin werden. Bei Vorliegen von besonderen Diabetesrisiken sollten frühzeitig Nüchternglukosebestimmung, HbA_{1c}-Bestimmung und/oder OGTT als Screeningtests eingesetzt werden. Ergeben die Tests initial ein regelhaftes Glukoseniveau, sind diese Tests alle drei Jahre zu wiederholen.

Die **Familienanamnese** zeigt folgende Charakteristika:

▬ positive FA eines Typ-2-Diabetes-mellitus,

▬ positive FA für makrovaskuläre Erkrankungen (pAVK, KHK, Herzinfarkt, Schlaganfall).

Die **Eigenanamnese** zeigt folgende Charakteristika:

- Übergewicht (BMI ≥27 [30]);
- Alter > 45 Lj.;
- Bauchumfang >80 cm bei Frauen und >90 cm bei Männer (Nabelhöhe);
- arterielle Hypertonie;
- Dyslipoproteinämie;
- hochsensitiver h-CRP-Test >5 mg/l;
- es bestand ein Gestationsdiabetes;
- Geburtsgewicht eines Kindes betrug mehr als 4000 g;
- makrovaskulären Erkrankungen wie pAVK, KHK, Herzinfarkt, Schlaganfall;
- Vorliegen einer (Mikro-)Albuminurie;
- frühere IGT/IFG;
- »stressassoziierte« hyperglykämische Phasen, z. B. in einer periinterventionellen Phase (z. B. postoperativ, unter Gabe von Glukokortikoiden) oder bei einem Infekt (z. B. Pneumonie).

> **Mit mediterraner Kost, Meiden von gesättigten Fettsäuren, mehr Gemüse und Obst und regelmäßiger körperlicher Aktivität (z. B. an fünf Tagen der Woche 60 Minuten strammes Gehen plus Muskeltraining), kann das Auftreten eines Diabetes mellitus um etwa 60% reduziert werden. Günstig zudem Metformin und Acarbose.**

Risikomuster für KHK, Myokardinfarkt und Schlaganfall
- Nikotinabusus
- Diabetes mellitus
- Arterielle Hypertonie
- Androide Fettverteilung
- Psychosoziale Belastungen
- Zu geringer Verzehr von Obst und Gemüse
- Zu geringe körperliche Aktivität, zu wenig Muskulatur

Die Bedeutung einer starken und trainierten Muskulatur rückt immer mehr in den Vordergrund. Gesellige Wohlfühlprogramme mit sanften Maßnahmen haben kaum Nutzen. Auch in den Fitnessstudios wird zu viel herumgestanden, kommuniziert und zu wenig getan. Muskulatur hilft zudem vielfach. Es erleichtert den Rauchstopp, setzt positive Mediatoren frei, baut Fett ab, ist antiinflammatorisch, senkt die Blutfette und Blutzucker, schützt das Endothel und scheint auch die Tumorerkrankungen zu reduzieren. Das funktioniert aber nur, wenn man Fette in der Nahrung massiv reduziert, kein Alkohol trinkt, ausreichend komplexe Kohlenhydrate zu sich nimmt und richtig trainiert.

Die Prognose bei D.m. 2 ist ganz wesentlich abhängig von der Gewichtsreduktion! Bei massiver Adipositas ist die Prognose ab Diagnosestellung im Schnitt nur 8 Jahre, mit Muskelaufbau und Gewichtsreduktion Steigerung der mittleren Lebenserwartung über 15 Jahre.

5.5   Polyzystisches Ovarialsyndrom

Insulin ist in der Regulation der Ovarfunktion entscheidend mitbeteiligt. Das **polyzystische Ovarsyndrom** (PCOS) ein Wechselspiel zwischen Hyperinsulinismus-Insulinresistenz, Hyperandrogenämie und gestörter Gonadotropinausschüttung. Die Symptome sind Oligo-/Anovualtion, Hyperandrogenämie, Hirsutismus, und polyzystische Ovarien. Das Syndrom ist mit starker Adipositas assoziiert. Metformin kann auch bei sehr adipösen Typ-1-Diabetikerinnen zur Regulation der ovariellen Funktion eingesetzt werden. Natürlich sind Training, Gewichtsreduktion und Muskelaufbau notwendig. Zudem kommen ggf. Antiandrogene zur Anwendung.

Gestationsdiabetes, Diabetes und Schwangerschaft

P. Hien et al., *Diabetes 1x1*,
DOI 10.1007/978-3-642-44976-5_6,
© Springer-Verlag Berlin Heidelberg 2014

6.1   Grundlagen

Die fetoplazentare Einheit führt über erhöhte Östrogen-
und Progesteronwerte, über plazentares Laktogen (hPL),
HCG (»human chorionic gonadotropine«), Prolaktin
(PRL), Kortisol und insbesondere über das proinflam-
matorische Zytokin TNF-α zur Insulinresistenz und zur
Steigerung der Insulinspiegel.

Wegen hoher Glukoseutilisation liegen die BZ-Werte
am Anfang der Schwangerschaft auf niedrigem Niveau.
Fastenperioden führen innerhalb von 8–12 Stunden zu
niedrigen BZ-Werten mit ausgeprägter Azetonurie.
Schon BZ-Werte um 200 mg/dl [11 mmol/l] sind bereits
mit einer Ketonbildung assoziiert. In der Frühschwan-
gerschaft ist die Insulinwirkung verbessert, d. h., der Insulinbedarf bei Typ-1-Diabetikerinnen sinkt, Hypoglykämien sind die Folge. Ab der zweiten Hälfte der Schwangerschaft dominiert die Insulinresistenz. Ein Gestationsdiabetes wird bei bis zu 5% aller Schwangerschaften
diagnostiziert, der Manifestationsgipfel liegt im 4. bis
zum 8. Schwangerschaftsmonat.

Man unterscheidet die **Schwangerschaft einer Patientin mit bekanntem Diabetes,** sowohl Typ 1 als auch
Typ 2, und den **Gestationsdiabetes (GDM).**

Man sollte auch an die seltene Möglichkeit einer Erstmanifestation eines Typ-1-Diabetes denken. Zudem
kann sich hinter einem Gestationsdiabetes ein bereits
präkonzeptionell manifester, aber noch nicht diagnostizierter Typ-2-Diabetes verbergen. Eine Manifestation des
Diabetes im ersten Trimenon ist oft ein präkonzeptionell
vorhandener unerkannter Diabetes.

> **BZ-Werte gesunder Schwangerer**
> — Nüchtern: 3,3–4,4 mmol/l (60–80 mg/dl)
> — 1h postprandial: < 7,0 mmol/l (<126 mg/dl)
> — 2h postprandial: 4,8–5,8 mmol/l (86–105 mg/dl)

6.2 Folgen für Mutter und Kind

Frauen mit durchgemachtem GDM haben zehn Jahre postpartal ein Risiko von 40–50%, einen manifesten Diabetes mellitus Typ 2 entwickeln.

■ **Akute Folgen für das Kind**

Der fetale Hyperinsulinismus fördert die Makrosomie und Reifungsstörungen. Dies ist assoziiert mit: Schulterdystokie, neonatale Hypoglykämie, Hypokalzämie, Polyglobulie, Hyperbilirubinämie und des Atemnotsyndrom, Hyperexzitabilität und Atemnotsanfälle. Bei unbehandeltem GDM kann es zum intrauterinen Fruchttod kommen. Es besteht eine deutliche Frühgeburtlichkeit. Nach der Geburt, v. a. wenn die Mutter nie normoglykämisch war, neigt das Neugeborene mit β-Zell-Hypertrophie und Hyperinsulinämie zu lange anhaltenden Hypoglykämien. Das Risiko der Plazentainsuffizienz und des intrauterinen Fruchttodes ist erhöht. Die perinatale Mortalität dieser Kinder ist deutlich erhöht und liegt bei 2–5%. Zudem ist die Nierenvenenthrombose des Neugeborenen eine schwerwiegende Komplikation.

- **Vorbestehende Folgeerkrankungen**

Eine fortgeschrittene Retinopathie, Nephropathie und Angiopathie bergen jedoch ein hohes Risiko für Mutter und Kind, sodass man einen Abbruch auf Wunsch der Mutter erwägen kann. Regelmäßige Verlaufskontrollen der Retinopathie und Nephropathie durch einen Spezialisten gelten unter diesen Voraussetzungen als Standard. Ein stattgefundener Herzinfarkt wird als Kontraindikation für eine Schwangerschaft erachtet.

Vor einer geplanten Schwangerschaft einer Diabetikerin wird die Stoffwechseleinstellung optimiert. Hat diese Patientin bereits eine proliferative Retinopathie bei schlechter BZ-Ausgangslage, so wird der BZ langsam über 3–6 Monate gesenkt. Vor allem Hypoglykämien werden vermieden, wegen der Gefahr von Netzhautblutungen. Sollte eine Patientin mit schlechter BZ-Einstellung und proliferativer Retinopathie schwanger geworden sein, wird ein Kompromiss mit einer Senkung innerhalb von 2–4 Wochen angestrebt. Die Patientin entscheidet mit und weiß über die Abwägung der kindlichen Risiken und der Komplikationen bei proliferativer Retinopathie Bescheid. Idealerweise bleibt die Patientin stationär, um Hypoglykämien durch eine engmaschige Überwachung ganz sicher zu vermeiden (▶ Kap. 14 und ▶ Kap. 16). Eine intensive augenärztliche Begleitung sollte dringlich erfolgen.

- **Fehlbildungen und Reifungsstörungen des Kindes**

Fehlbildungen des Kindes, bevorzugt am Herzen, der Wirbelsäule bzw. dem Rückenmark und Gastrointestinaltrakt, sind Folge gehäufter oder anhaltender Hyperglykämien in der Phase der Organogenese, also im 1. Trimenon. (Ein Diabetes im 1. Trimenon ist meist ein vorbestehender Diabetes, selten manifestiert sich ein Gestationsdiabetes so früh.) Derzeit liegt das mittlere Risiko für derartige Missbildungen noch 100% über dem Durchschnitt. Es lässt sich jedoch durch eine konsequente, ggf. schon präkonzeptionelle BZ-Einstellung der Diabetikerin deutlich senken.

Risiken bei Mutter und Kind

Mütterliches Risiko:
- Instabilität und/oder Verschlechterung der diabetischen Stoffwechsellage
- Hypoglykämiegefahr bei Hyperemesis gravidarum
- Harnwegsinfekte
- Schwangerschaftsinduzierte Hypertonie, Eklampsie
- Abortneigung
- Progression vorbestehender diabetischer Komplikationen

Kindliches Risiko:
- Erhöhte Frühgeburtenrate
- Makrosomie
- Missbildungen
- Plazentainsuffizienz
- Hydramnion
- Postnatales Atemnotsyndrom
- Neonatale Hypoglykämien
- Hypokalziämie, Exzitabilität
- Hyperbilirubinämie
- Erhöhte perinatale Mortalität

6.3   Diagnostik des Gestationsdiabetes

Bei jeder Schwangeren soll eine Untersuchung auf GDM durchgeführt werden. Dazu bieten sich zwei Vorgehensweisen an: Bei allen Schwangeren erfolgt vorzugsweise eine **einzeitige Untersuchung** mit einem 75-g-OGTT zwischen der 24. und 28. SSW. Oder: Es wird bei allen Schwangeren zwischen der 24. und 28. SSW zunächst ein Screeningtest mit 50 g Glucose durchgeführt, der bei pathologischem Ausfall durch einen 75-g-OGTT komplettiert werden muss (**zweizeitige Untersuchung**). Bei hohem Risiko für einen Diabetes mellitus sollte bereits im 1. Trimenon ein Screening mit Glukosebestimmung und/oder ein OGTT (75 g) durchgeführt werden.

Indikation zum Screening im 1. Trimenon
- Übergewicht (BMI >27 kg/m^2 KOF)
- Positive Familienanamnese eines Diabetes
- Gestationsdiabetes in vorangehender Schwangerschaft
- Gewichtszunahme nach vorangehender Schwangerschaft
- Geburt eines Kindes mit Makrosomie (>4000 g)
- Totgeburt
- Schwere kongenitale Missbildungen in einer vorangehenden Schwangerschaft
- Habituelle Abortneigung (≥3 Fehlgeburten hintereinander)

Bei unauffälligem Ergebnis in dieser Risikogruppe ist der OGTT zwischen der 24. und 28. SSW angezeigt. Bei er-

◻ **Tab. 6.1** Normwerte des Nüchtern-Blutzuckers in der Schwangerschaft, venöses Plasma

	BZ [mg/dl]	BZ [mmol/l]
Normale Nüchternglukose	<90	<5,0
Gestörte Nüchternglukose (sog. präpathologischer Nü-BZ)	91–99	5,1–5,5
Pathologischer Nü-BZ	>100	>5,6
HbA$_{1c}$	Normalwerte!	

Die DDG formulierte für Kapilläres Vollblut einen Nüchterngrenzwert von 85 mg/dl bzw. 4,7 mmol/l.

neut unauffälligem Resultat soll der OGTT letztmalig zwischen der 32. und 34. SSW wiederholt werden.

- **Oraler 50-g-Glukose-Screeningtest**

Der Test kann zu jeder Tageszeit und unabhängig von der vorausgegangenen Nahrungszufuhr durchgeführt werden. Die Testlösung (50 g wasserfreie Glukose gelöst in 200 ml Wasser oder 200 ml eines entsprechenden Oligosaccharidgemisches) wird innerhalb von 3–5 Minuten getrunken. Bei stärkerer Schwangerschaftsübelkeit ist eine Verschiebung des Tests um einige Tage ratsam. Die Schwangere soll während des Tests in der Praxis/Ambulanz sitzen und nicht rauchen.

Das Blutglukose-Ergebnis eine Stunde nach Ende des Trinkens der Testlösung wird bewertet: Bei einem Blutglukosewert im kapillären Vollblut oder venösen Plasma

>135 mg/dl (≥7,5 mmol/l) besteht der Verdacht auf GDM, ein 75-g-OGTT muss angeschlossen werden. Ab einem Screeningwert von >200 mg/dl (≥11,1 mmol/l) soll vor Durchführung des diagnostischen OGTT ein Nüchtern-Blutglukosewert bestimmt werden. Bei einem Nüchtern-Blutglukosewert >90 mg/dl (>5,0 mmol/l) im kapillären Vollblut oder >92 mg/dl (>5,1 mmol/l) im venösen Plasma kann auf den OGTT verzichtet und bereits die Diagnose GDM gestellt werden.

- ■ **Diagnostischer 75-g oraler Glukosetoleranztest (OGTT)**

Der Test soll morgens nach einer mindestens 8-stündigen Nahrungskarenz beginnen. Mindestens drei Tage vor dem Test darf keine Einschränkung der Kohlenhydrataufnahme erfolgen.

Bei einem Nüchtern-Blutglukosewert von >126 mg/dl (≥7,0 mmol/l) im venösen Plasma soll kein Test durchgeführt und die Schwangere zu einer Diabetes-Schwerpunkteinrichtung zur weiteren Diagnostik und Betreuung überwiesen werden.

Die Testlösung (75 g wasserfreie Glukose gelöst in 300 ml Wasser oder 300 ml eines entsprechenden Oligosaccharidgemisches) wird innerhalb von 3–5 Minuten getrunken. Die Schwangere soll während des Tests in der Praxis/Ambulanz sitzen und nicht rauchen. Bei stärkerer Schwangerschaftsübelkeit ist eine Verschiebung des Tests um einige Tage ratsam.

Die Blutzuckermessungen werden aus dem venösen Plasma direkt oder aus dem venösen Vollblut gemessen, in letzterem Fall umgerechnet auf venöse Plasmawerte mit dem Faktor 1,11. Das Gerät zur Blutzuckermessung muss

◘ Tab. 6.2 Pathologische Glukosewerte in der Schwangerschaft	
Messzeitpunkt	**Venöses Plasma (mg/dl)/(mmol/l)**
Nüchtern	>92/5,1
Nach 1 h	>180/10,0
Nach 2 h	>153/8,5

hinsichtlich der Messqualität den Richtlinien der Bundesärztekammer (RiLiBÄK) entsprechen. Messungen mit einem Handmessgerät zur Therapiesteuerung sind zu ungenau und daher für die Diagnostik ungeeignet.

Bewertet werden die Blutglukosemessergebnisse vor dem Test (nüchtern) sowie eine und zwei Stunden nach Ende des Trinkens der Testlösung. Ein GDM liegt bereits vor, wenn bereits einer der in ◘ Tab. 6.2 genannten drei Grenzwerte erreicht oder überschritten wurde.

Erreicht oder überschreitet nur ein Wert die angegebenen Grenzen, so liegt definitionsgemäß eine eingeschränkte Glukosetoleranz (IGT) vor – diese wird, bezogen auf die Behandlungsbedürftigkeit, wie ein diagnostizierter GDM gewertet.

■ **Stoffwechselkontrollen**

Nach Diagnosestelllung eines Gestationsdiabetes wird die Patientin sofort in der Handhabung eines Blutzuckerhandmessgerätes unterrichtet und eingewiesen und erhält eine Ernährungsberatung. Für eine Bewegungstherapie muss man sich mit dem betreuenden Gynäkologen absprechen.

Man kann 4-Punkte-BZ-Profile erstellen mit einem Nüchternwert und dann eine Stunde postprandial jeweils nach den Hauptmahlzeiten. Alle 1–2 Wochen kann man auch ein 6-Punkte-BZ-Profil erstellen, mit drei Werten präprandial und 3-mal postprandial. Daraus errechnet man den Tagesmittelwert.

Wenn die Hälfte der Werte trotz Ernährungsumstellung und Bewegungstherapie überhöht sind, so erwägt man eine Insulintherapie. Dies kann man in den folgenden Wochen nochmals kritisch prüfen, und zwar unter Berücksichtigung einiger Parameter: BMI der Mutter, Biometrik des Feten (Bauchumfang, Verhältnis Bauch-Kopf-Umfang, Fruchtwassermenge). Zudem ist es wichtig zu prüfen, ob eine Bewegungs- und Ernährungstherapie ausreichend umgesetzt und fortgesetzt wird.

Liegen die BZ-Werte unter Ernährungs- und Bewegungstherapie im Zielbereich, so kann die BZ-Messung immer wieder mal einen Tag auf 1-mal reduziert werden. Bei einer Umstellung auf eine Insulintherapie sind 4–6 BZ-Messungen pro Tag erforderlich; es handelt sich in der Regel um eine ICT oder zumindest eine supplementäre Insulintherapie.

Die Bestimmung von Ketonkörpern im Urin ist unter der Ernährungstherapie sinnvoll. Eine Hungerketose soll erkannt werden, da diese ebenfalls ungünstig für die fetale Entwicklung sein kann. Diese Gefahr besteht insbesondere dann, wenn die Schwangere unbedingt eine Insulintherapie vermeiden will. Auch bei übergewichtigen Schwangeren, die abnehmen wollen, besteht diese Gefahr.

6.4 **Therapie**

Die präprandialen Blutzucker sollen zwischen 65–95 mg/dl (3,6–5,3 mmol/l) gehalten werden; eine Stunde nach Beginn der Mahlzeit sollten die BZ-Werte unter 140 mg/dl (<7,8 mmol/l) zu liegen kommen, zwei Stunden nach Beginn der Mahlzeit unter 120 mg/dl (<6,7 mmol/l). Ein Tagesmittelwert – ermittelt aus drei prä- und drei postprandial gemessenen Blutzuckerwerten – sollte zwischen 90 und 110 mg/dl (5,0–6,1 mmol/l) liegen, wenn die postprandialen Werte nach einer Stunde gemessen wurden, bzw. zwischen 80 und 100 mg/dl (4,4–5,6 mmol/l) bei einer zwei Stunden nach dem Essen stattfindenden Messung.

HbA$_{1c}$ kann zur Beurteilung der Stoffwechseleinstellung wegen der zu langsamen Ansprechbarkeit als retrospektiver Parameter nur eingeschränkt herangezogen werden. Die aktuelle Einstellung muss nach den Blutglukoseselbstkontrollwerten erfolgen.

Hypoglykämien sollten möglichst vermieden werden. Leichte Hypoglykämien der Mutter ohne Ketose schaden dem Kind nicht. Frühgeborene kommen erst ab 20 mg/dl (1,1 mmol/l) und Neugeborene erst ab 30 mg/dl (1,7 mmol/l) in den Unterzucker. Ganz leichte Hypoglykämien sollen auch Erwachsenen nicht schaden. Schwere Hypoglykämien sind durch strukturierte Schulung unbedingt zu reduzieren.

Statistisch bekommen schwangere Typ-1-Diabetikerinnen mindestens einmal ein hypoglykämisches Koma (insbesondere Vorsicht bei der aktiven Teilnahme im Straßenverkehr).

Werden obige Werte bei Gestationsdiabetes durch eine **Diabeteskost** nicht erreicht, muss **Insulin** injiziert werden. Die optimale Therapie ist die intensivierte Insulintherapie der geschulten Patientin, die selbst in der Lage ist, den Blutzucker zu kontrollieren. 4–6 BZ-Selbstkontrollen pro Tag sind erforderlich. Zunächst werden die Mahlzeiten mit Normalinsulin abgedeckt, im weiteren Verlauf wird ggf. ein nächtliches Verzögerungsinsulin ergänzt, falls der Nüchternblutzucker erhöht ist. Durch einschleichende Dosierung wird der Bedarf ermittelt. Grundsätzlich entspricht die Schulung der Gestationsdiabetikerin der Typ-1-Schulung. Die Schulung muss ohne Zeitverzögerung durchgeführt werden.

Bei **diätetischer Therapie** des Gestationsdiabetes sind folgende Punkte zu beachten:

- Drei Hauptmahlzeiten und drei Zwischenmahlzeiten inklusive einer Spätmahlzeit.
- Nährstoffe aus 40–50% Kohlenhydrate, 20% Protein und 30–35% Fett.
- Komplexen Kohlenhydraten sollte der Vorzug gegeben werden.
- Ballaststoffe verzögern die Glukoseresorption.
- Der Proteinbedarf liegt bei 1,5–2 g/kgKG.
- Der Bedarf an Kohlenhydraten steigt im 2. Trimenon um 25%.
- Der tägliche Kalorienbedarf liegt bei 30–35 kcal/kgKG, bezogen auf das errechnete Idealgewicht (~18–22 BE), und richtet sich nach dem präkonzeptionellen BMI, der Gewichtszunahme in der Schwangerschaft und der körperlichen Aktivität.
- Bei bestehendem Untergewicht (BMI < 18,5) liegt der Bedarf bei ca. 35–40 kcal/kgKG, bei Normalgewicht (BMI 18–25) bei etwa 30–35 kcal/kgKG

◘ Tab. 6.3 Gewichtszunahme in der Schwangerschaft in Abhängigkeit vom präkonzeptionellen BMI

BMI	Zunahme gesamte SS	Zunahme/Wo. 2 u. 3. Trimenon
<18,5	12–18 kg	0,5–0,6 kg
18–25	11–16 kg	0,4–0,5 kg
25–30	7–12 kg	0,2–0,3 kg
>30	5–9 kg	0,2–0,3 kg

und bei Übergewicht (BMI 25–30) bei ca. 25–30 kcal/kgKG.

- Regelmäßig sollte der Urin auf Glukose und Ketone gestixt werden.
- Ketone gelten als teratogen.
- Bei Ketoseneigung fettarme und kohlenhydratreiche Kost.
- Eine Hungerketose wird vermieden durch 3 Haupt- und 3 Zwischenmahlzeiten.
- Eine Glukosurie spricht für eine schlechte Einstellung.
- Eine Ketoazidose ist für Mutter und Kind sehr gefährlich, für den Fetus oft fatal.
- 15% der Frauen müssen zum Erreichen der Therapieziele mit Insulin behandelt werden.

Eine übermäßige Gewichtszunahme führt zu einer erhöhten Rate an Schwangerschaftskomplikationen. Eine zu geringe Zunahme ist mit dem Risiko einer fetalen Wachstumsretardierung verbunden (◘ Tab. 6.3).

Eine Geburtsklinik mit Neonatologie gewährt eine optimale Versorgung. Initiierung der Lungenreifung mit Glukokortikoid oder Wehenhemmung mit Fenoterol steigern den Insulinbedarf bzw. können passager Insulin bei diätetisch eingestellten Gestationsdiabetikerinnen erfordern.

Die Hyperinsulinämie hemmt die Surfactantproduktion der Alveolen. Deshalb treten gehäuft Atemnotsyndrome bei Kindern diabetischer Mütter auf, ggf. besteht die Notwendigkeit der Surfactantgabe. Das Kind hat für 48 h postpartum ein hohes Hypoglykämierisiko. Die Glukoseinfusionen wird man entsprechend dem Blutzuckerverlauf geben. Oft brauchen die Neugeborenen direkt nach der Geburt Glukose 10%-Infusionen. Die BZ-Bestimmung erfolgt initial nach 30, 60 und 180 min. Der Sollwert ist 50–60 mg/dl (2,8–3,3 mmol/l). Die Glukoseinfusion ist indiziert ab einem BZ <30 mg/dl (<1,7 mmol/l) oder bei Hypoglykämiesymptomen. Prophylaktisch ist die frühe und häufige Fütterung.

Verlaufskontrollen der Mutter: Postpartal wird überprüft, ob sich ein definitiver Diabetes entwickelt. 6–12 Wochen nach der Entbindung erfolgt ein erneuter 75-g-OGTT. Bei Normalbefund folgt alle 2–3 Jahre eine Kontrolle, bei gestörter Glukosetoleranz jährlich. 50% der Frauen mit Gestationsdiabetes entwickeln eine pathologische Glukosetoleranz oder einen Typ-2-Diabetes.

6.4.1 Insulintherapie

Diabetikerinnen können mit Beginn der Schwangerschaft einen niedrigeren **Insulinbedarf** haben. Im 2. Trimenon steigt der Bedarf an Insulin und Kohlenhydraten deutlich an. Der Bedarf liegt häufig über 1 E Insulin/ kg KG. Postpartal fällt der exogene Insulinbedarf plötzlich deutlich ab, beim Gestationsdiabetes auf null. Bei vorbestehendem Diabetes fällt der Bedarf auf deutlich niedrigere Dosen, wobei sich dieser Trend bereits 1–2 Wochen vor der Geburt abzeichnen kann. Ein vorzeitiger Abfall des Insulins sollte aber auch den Verdacht auf eine Plazentainsuffizienz lenken.

Die Indikation zur Insulintherapie beim Gestationsdiabetes wird normalerweise zwei Wochen nach Diagnosestellung und Durchführung einer Ernährungstherapie anhand der gemessenen BZ-Werte und der biometrischen Daten des Feten und der Mutter gepruft. Liegen die Hälfte oder mehr der gemessenen BZ-Werte oberhalb des Zielbereichs, wird schon früher begonnen. In der Regel wird eine ICT mit einem Normalinsulin als Bolusinsulin und einem NPH als Verzögerungs- bzw. Basalinsulin durchgeführt. Begonnen wird mit einer Dosis von 0,3– 0,5 IE/kgKG. Die weitere Therapieanpassung erfolgt in kurzfristigen Abständen nach den Tagesprofilen. Hilfreich ist die Steuerung mit einem 6-Punkte-BZ-Profil. Liegt der Mittelwert zu hoch, muss die Dosis gesteigert werden; bei postprandialen Werten nach einer Stunde und einem Tagesmittelwert über 110 mg/dl und bei postprandialen BZ-Werten nach zwei Stunden und einem Tagesmittelwert über 100 mg/dl. Umgekehrt drohen eine Hypoglykämiegefahr und eine Wachstumsretardierung des Feten bei Werten unter 90 mg/dl (1 h pp) bzw. unter 80 mg/dl (2 h pp).

Bei der Durchführung der Insulintherapie können sich oben genannte BZ-Zielwerte verschieben, wenn der

Abdominalumfang des Fetus unterhalb der 10. Perzentile (V.a. Wachstumsretardierung) ist oder wenn dieser über der 75. Perzentile (V.a. beg. Makrosomie) liegt. Im ersten Fall sollen die BZ-Zielwerte höher erlaubt sein, also nüchtern <105 mg/dl und 1 h pp <160 mg/dl. Im zweiten Fall will man die BZ-Zielwerte tiefer haben, also BZ-nüchtern <85 mg/dl und 1 h pp <120 mg/dl. Die Kooperation Diabetologe und Gynäkologe ist also mandatorisch.

Als Bolusinsulin sind auch schnell wirksame Insulinanaloga akzeptabel (Humalog®, Liprolog®, NovoRapid®). Neben NPH-Insulin als Goldstandard kann Levemir® während der Schwangerschaft in Betracht gezogen werden. Lantus® kann nach EMA-Vorschlag ebenfalls erwogen werden. Orale Antidiabetika werden nicht eingesetzt.

Bei **Zwillingsschwangerschaften** liegt der Insulinbedarf bei mehr als 70 E Normalinsulin pro Tag, oft sogar bei 2 E Insulin/kgKG.

Bei Hyperemesis gravidarum kann die Patientin Insulin gespritzt haben und erbricht die Nahrung. Die Folge kann eine anhaltende, schwere Hypoglykämie sein. Diese Frauen injizieren vor dem Frühstück nur wenig Normalinsulin zum Basalinsulin. Falls sie das Essen behalten, müssen sie mit Insulin nachkorrigieren.

6.4.2 Antihypertensive Therapie

Bei präkonzeptionell bestehender Hypertonie und bei hypertonen Blutdruckwerten vor der 20. Schwangerschaftswoche liegt das Therapieziel bei Blutdruckwerten unter 140/90 mmHg. Treten erhöhte Blutdruckwerte erst nach der 20. SS-Woche auf, spricht man von einer **Gestationshypertonie** (schwangerschaftsinduzierte Hypertonie, SIH) mit drohender Entwicklung einer Präeklampsie. Bei der Gestationshypertonie wird eine antihypertensive Therapie erst bei Werten über 160–170 mmHg systolisch und 100–110 mmHg diastolisch eingeleitet; ansonsten droht eine Wachstumsretardierung des Fetus. Treten allerdings Symptome einer Präeklampsie auf, so muss bereits früher interveniert werden.

Präeklampsie
- Hypertonie: 140/90 mmHg nach der 20. SSW oder Anstieg um 30 mmHg systolisch bzw. mehr als 15 mmHg diastolisch
- Proteinurie: >3 g/l im 24-h-Urin

Schwere Präeklampsie
- Blutdruck >160 mmHg systolisch oder >100 mmHg diastolisch
- Proteinurie >5 g/24 h
- Oligurie
- Zerebrale und visuelle Störungen
- Epigastrische Schmerzen
- Lungenödem und Zyanose
- Leberfunktionsstörungen unklarer Ätiologie
- Thrombozytopenie

Eklampsie
- Auftreten von Krampfanfällen oder Koma bei Schwangerschaften mit Präeklampsie

Geeignete Antihypertensiva in der Schwangerschaft sind in ☐ Tab. 6.4 aufgeführt. Dies sind das Methydopa, selektive Betablocker und im Akutfall Urapidil und Nifedipin. Ungeeignete Antihypertensiva sind in ☐ Tab. 6.5 aufgelistet.

Thiaziddiuretika sind prinzipiell ungeeignet, geraten immer mehr in die Kritik und sollen in der Schwanger-

◼ Tab. 6.4 Geeignete Antihypertensiva in der Schwangerschaft

Medikament	Dosierung	Nebenwirkungen
α-Methyldopa	250–1000 mg/Tag (s. gynäkologische Fachliteratur)	Nicht vor der 16.–20. SSW geben – wegen gehäuften Auftretens von verminderten Kopfumfängen und Tremor des Neugeborenen bei zu frühzeitigem Einsatz
β₁-selektive β-Blocker	Beispielsweise: Metoprolol, 50–200 mg/Tag Acebutolol, bis 400 mg/Tag	Bradykardie des NG, deswegen zwei Tage vor der Entbindung absetzen und durch Methyldopa ersetzen

◼ Tab. 6.5 Ungeeignete Antihypertensiva in der Schwangerschaft

Medikament	Nebenwirkungen
ACE-Hemmer AT₁-Antagonisten	Akutes Nierenversagen des Neugeborenen Entwicklungsstörung von Niere und Schädelkalotte
CA-Antagonisten	Teratogene Wirkung im Tierversuch
Atenolol	Wachstumsretardierungen
Dihydralazin	Ist kontraindiziert Im hypertensiven Notfall sind Urapidil und Nifedipin möglich

schaft nicht eingesetzt werden; eine vorbestehende Gabe könnte theoretisch weitergeführt werden.

> **Allgemeinmaßnahmen bei SIH**
> - Kochsalzreduktion auf 6 g/Tag (mittlere Kochsalzzufuhr in Deutschland bei 15 g/Tag, obwohl 3 g ausreichen)
> - Körperliche und psychische Ruhe
> - ASS 60 mg bei SIH; absetzen, falls eine Präeklampsie entsteht (wegen einer etwaigen Notsektion)
> - Magnesiumgabe: 100–300 mmol/Tag; der Serumspiegel sollte bei 2–4 mmol/l liegen

Eine Kochsalzrestriktion ist umstritten. Bei SIH bzw. EPH-Gestose ist die Plazenta mangelperfundiert mit reaktiver systemischer Hypertonie. Eine weitere Volumenkonstriktion würde diesen Regelkreis in Richtung Hypertonie fördern. Die Flüssigkeitszufuhr wird deshalb auch nicht eingeschränkt, Diuretika werden nur bei Linksherzinsuffizienz gegeben. Körperliche Ruhe, Linksseitenlage zur Dekompression der V. cava und leichte Sedierung verbessern die Plazentadurchblutung.

Diabetische Ketoazidose

P. Hien et al., *Diabetes 1x1*,
DOI 10.1007/978-3-642-44976-5_7,
© Springer-Verlag Berlin Heidelberg 2014

7.1   Grundlagen

Das Spektrum reicht von einer leichten ketoazidotischen Stoffwechselentgleisung bis zur schwersten diabetischen Ketoazidose. Ein Patient mit einem Koma unklarer Genese muss immer auf seinen Blutzucker überprüft werden.

Sollte man zwischen einem hypoglykämischen und hyperglykämischen Koma nicht differenzieren können, weil man kein Stixgerät hat, so gibt man trotzdem Glukose (5 × 10 ml Glukose 40% i.v.), um Schäden durch eine schwere Hypoglykämie zu vermeiden und um ein hypo- von einem hyperglykämischen Koma zu differenzieren. Selbst wenn ein hyperglykämisches, ketoazidotisches Koma vorliegt, wird obige Glukosezufuhr keinen weiteren Schaden anrichten.

Die Ursache der diabetischen Ketoazidose ist der Insulinmangel:

- als Erstmanifestation des D. m. Typ 1,
- bei fortgeschrittenem D. m. Typ 2 (sehr selten),
- bei mangelnder Substitution als Therapiefehler, z. B. Weglassen des Basisinsulins bei Diarrhoe und Erbrechen, Versagen der Insulinzufuhr bei Insulinpumpentherapie.

Diabetische Ketoazidose

Nach den Kriterien der amerikanischen Diabetesassoziation (ADA) müssen für eine diabetische Ketoazidose folgende Werte bestehen: BZ: >250 mg/dl (13,9 mmol/l), Serumbikarbonat: <15 meq/l und Ketonurie/Ketonämie.

Die Vorgabe arterieller pH <7,35 besagt, dass eine Azidose per definitionem vorliegen muss, kann aber noch lange respiratorisch kompensiert sein, es ist also auch der $PaCO_2$ zu beachten.

Ursachen des relativen Insulinmangels, Auslöser einer Ketoazidose

- Infektionen
  - Infektiöse Pankolitiden
  - Urosepsis
  - Schwergradige Pneumonien
  - Infizierte Nekrosen bei Angiopathie
  - Intraabdominelle Infektionen
  - Okkulte Infekte, wie Osteomyelitiden
  - Abort
- Kardiogener Schock (ein Myokardinfarkt ist beim Diabetiker in 10% der Fälle stumm)
- Schwangerschaft: Typisch ist ein plötzlich ansteigender Insulinbedarf und Insulinresistenz
- Postaggressionsstoffwechsel: z. B. nach Schock, Sepsis, Trauma und Operationen
- Zerebraler Insult: Er kann Ursache und Folge des Insulinmangels sein
- Endokrine Veränderungen: z. B. Hyperthyreose, Cushing-Syndrom, Akromegalie, Schwangerschaft
- Medikamente: Glukokortikoide, Thiaziddiuretika, Phenytoin und Azetazolamid

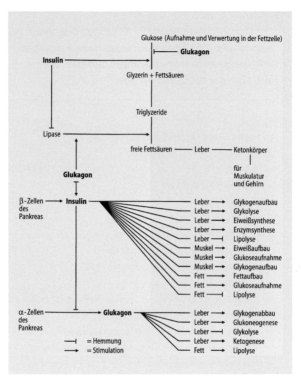

◨ **Abb. 7.1** Insulin- und Glukagonwirkung auf Muskel-, Leber-
und Fettzellen

■ **Ketonkörper**
▬ Insulinmangel führt zur Freisetzung von Fettsäuren
aus dem Fettgewebe. Diese werden nun ersatzweise
zur Energiegewinnung zu Ketonkörpern abgebaut
(◨ Abb. 7.1).

- **Metabolische Azidose**

Die Bildung von Ketonkörpern führt zur metabolischen Azidose, diese metabolische Azidose muss respiratorisch kompensiert werden. Daraus folgt die sog. Kussmaul-Atmung. Der Patient ringt um Luft. Die Ausatemluft riecht nach Azeton, dem typischen, fruchtigen Geruch bei der Ketoazidose. Der Kohlendioxidpartialdruck der Blutgasanalyse fällt ab bis auf 15 mmHg (2 kPa), um eine Azidose mit pH-Werten von 7,1 und weniger zu kompensieren.

- **Dehydratation bei Hyperglykämie**

Die osmotische Diurese (bis zu 100–200 g Glukose/Tag!) führt zu einem deutlichen Flüssigkeitsverlust. Hinzu kommt ein Flüssigkeitsverlust über die Lunge bei Hyperventilation. Außerdem müssen die Ketonkörper als Natrium-, Kalium- oder alkalische Salze ausgeschieden werden. Damit gehen Elektrolyte zur Flüssigkeitsrückresorption und Puffer für die metabolische Azidose verloren.

- **Mikrozirkulationsstörungen**

Bei Flüssigkeitsverlust und Hyperviskosität führen zu symptomatischen Mangelperfusionen. Dies führt z. B. zu Beinvenenthrombosen, Myokardinfarkt, zerebraler Insult, pAVK 4° und zu Darmischämien.

- **Intrazellulärer Energiestoffwechsel**

Der intrazelluläre Energiestoffwechsel ist dauerhaft an die Glukose und an energiereiche Phosphate (Adenosintriphosphat, ATP) gekoppelt. Die Zellfunktion erschöpft sich in einem Mangel an Energie liefernden 2,3-Diphosphoglyzcerat (2,3-DPG). Der Patient wird sehr schwach.

■ **Koma**

Das Koma ist ein Produkt aus Exsikkose, der Azidose, der Hyperventilation, der Mangelperfusion und dem Mangel an intrazellulären Energieträgern. Übelkeit, Erbrechen und Müdigkeit mit zunehmender Eintrübung gehen dem Koma voraus.

7.2   Symptome

Pathophysiologische Komplikationen und Symptome der Ketoazidose
- Polyurie, Durst, Exsikkose, Schock → osmotische Diurese und Flüssigkeitsverlust
- Schwäche, Müdigkeit bis Koma → Mangel an Energieträgern u. a.
- Übelkeit, Erbrechen und Bauchschmerz → Reizung des Bauchfells durch Ketoazidose
- Muskelkrämpfe: z. B. Bauch und Waden → Exsikkose, Phosphat- und Magnesiummangel
- Hyperventilation → metabolische Azidose (Kussmaul-Atmung)
- Fruchtiger Geruch der Atemluft → Azetonabatmung
- Aspirationspneumonie → Gastroparese bei Ketoazidose
- Paralytischer Ileus → Azidose
- Herzinfarkte, Schlaganfall, akutes Abdomen, Nekrosen → Mangelperfusion und DIC
▼

- Nierenversagen → Exsikkose und Mangelperfusion
- Tiefe Venenthrombose oder Lungenembolie → Hyperviskosität und DIC
- Sehstörungen → osmotische Veränderungen der Linse
- ARDS → Azidose, Hyperviskosität

> Unspezifische Befunde sind eine Leukozytose, eine Hypothermie, eine Tachykardie und ein schwacher Puls. Die Körpertemperatur ist erniedrigt oder normal. Fieber ist immer ein Infektzeichen. Dieser Infekt kann Folge oder Ursache der Entgleisung sein. Der Infektionsherd ist zu suchen.

Pseudoperitonitis diabetica mit Bild eines akuten Abdomens, Peritonitis und Paralyse. Vor der Operation unklarer hochakuter Abdomen sollen der Blutzucker und Laktat gemessen und der Urin muss auf Ketone gestixt werden. Aber oft ist ein intraabdomineller Prozess Auslöser für eine Entgleisung des Diabetes. Fieber ist ein Hinweis für eine Infektion. Die Ketoazidose bewirkt kein Fieber, eher eine Hypothermie.

7.3   Diagnose und Differenzialdiagnostik

Die erste Maßnahme bei Verdacht ist die Messung des Blutzuckers und der Ketonkörper im Urin. Man kann die Ketose auch mit einem Tropfen unverdünntem Serum mittels Streifentest nachweisen (◘ Tab. 7.1).

◻ Tab. 7.1 Maßgebende Laborbefunde

Labor-parameter	Veränderung	Anmerkung
Blutzucker	>250 mg/dl (14,0 mmol/l)	
Kalium	Meist erhöht	Obwohl absolut ein Defizit von 300–1000 mmol (70 kg KG) bestehen kann, die Azidose bewirkt normale bis erhöhte Serumkaliumspiegel. Mit der Insulingabe und der Flüssigkeitsinfusion stürzt der Serumkaliumspiegel ab
Amylase	Erhöht	Die Lipase ist im Normbereich
Leuko-zyten	Erhöht	Auch wenn kein Infekt vorliegt (Stress)
Blutgas-analyse (BGA)		Mit metabolischer Azidose und teilweise respiratorischer Kompensation. Denkbar sind Werte um pH 6,8 (Anionenlücke?) und pCO_2 bis 15 mmHg (2,0 kPa). Bei Ateminsuffizienz findet sich kein pCO_2-Abfall. Gefährlich ist ein pCO_2 unter 25 mmHg (3,3 kPa), denn er bewirkt eine zerebrale Vasokonstriktion
Phosphat	Erhöht	Phosphat vermittelt den intrazellulären Energietransfer; energiereiche Phosphate (ATP) sind v. a. an die Glykolyse und Insulin geknüpft. Der Verlauf entspricht dem des Kaliums

◻ Tab. 7.1 (Fortsetzung)

Labor-parameter	Veränderung	Anmerkung
Laktat	Erhöht	Die Mangelperfusion führt zur Laktatazidose im Gewebe; ein pH <7,0 führt zur Laktatproduktion in der Leber (► Kap. 13)
Ketone i. U.	Erhöht	Auch aus dem Serum möglich
CPK, GOT	Erhöht	Als Zeichen der Proteolyse

7.3.1 Differenzialdiagnose

Differenzialdiagnostisch denkt man bei Ketonkörpern im Urin an folgende Ursachen:

■ **Hungerketose beim Nichtdiabetiker**
Nach ungefähr zwölf Stunden Nahrungskarenz finden sich im Urin von gesunden Probanden bereits Ketonkörper. Der Nichtdiabetiker hat immer ein physiologisches Gleichgewicht zwischen Insulin- und Glukagonsekretion und keine Azidose.

■ **Alkoholketose**
Der Alkohol hemmt die Glukoneogenese in der Leber. Beim Gesunden spielt das in der Regel keine Rolle. Hochprozentige Alkoholika und kurze Nahrungskarenz »verschleißen« die Reserven aus dem Glykogen. Damit müs-

sen bei Alkoholabusus Fettsäuren verstoffwechselt werden, mit einer konsekutiven Ketonkörperbildung. Wegen der Hemmung der Glukoneogenese und einer mangelnden Nahrungszufuhr findet sich beim Alkoholiker die Ketoazidose kombiniert mit einem Unterzucker. Die Therapie besteht aus der Infusion von Glukoselösungen.

- **Falsch-negative Urinstixe auf Ketonkörper**

Schock mit Mangelperfusion führt bei Ketoazidose zusätzlich zur Laktatazidose. Zudem bildet die Leber ab einem pH-Wert <7,0 das Laktat selbst. Nun hemmen die hohen Laktatspiegel die Bildung von Azetoazetat. Es werden nur noch Azeton und β-Hydroxybutyrat gebildet. Der Urinstix misst bei herkömmlichen Tests Acetessigsäure und Aceton, β-Hydroxybutyrat wird in der Regel nicht erfasst. ASS, L-Dopa und Vitamin C können falschnegative Urinstixe bewirken. Offene Packungen verfallen schnell, die Teststreifen haben eine kurze Haltbarkeit.

Differenzialdiagnostisch muss man bei Coma diabeticum an andere Ursachen der Eintrübung und Bewusstlosigkeit denken, wie Schlaganfall, toxische oder endokrine Urachen. Diese können natürlich auch gleichzeitig vorliegen!

7.4   Therapie

◪ Tab. 7.2 zeigt die Therapie der schweren diabetischen Ketoazidose.

◻ Tab. 7.2 Therapie der schweren diabetischen Ketoazidose und die Reihenfolge des Vorgehens

1. Stabilisierung der Vitalfunktionen	Falls erforderlich Beatmung, denn ein protrahiertes Koma kann zur Atemdepression führen. Sofort Legen mehrerer großlumiger peripheren Zugangs und Volumengabe. Die Sauerstoffnasensonde läuft mit 2–3 l/min
2. Flüssigkeitssubstitution	Dies ist meist die erste und die wichtigste Maßnahme. Keine Zeit für einen ZVK verschwenden!
3. Dauerkatheter	Die Urinmenge ist für die Bilanzierung und die Kaliumgabe wichtig
4. Blutabnahme	Man bestimmt Elektrolyte, BZ, Blutbild, Kreatinin, Leberwerte, BGA, Amylase und Lipase, CPK und CK-MB sowie die Gerinnung
5. Kaliumsubstitution	Sie hängt von der Nierenfunktion und vom Ausgangswert ab. Deswegen vorher der Dauerkatheter und die Blutabnahme
6. Insulingabe	In der Reihenfolge erst nach obigen Vorbereitungen injizieren. Man gibt 10 E Normalinsulin als Bolus i.v., dann niedrige Dosen kontinuierlich über den Perfusor (0,1 E/kg KG/h)
7. Magensonde	Es besteht Aspirationsgefahr bei Gastroparese (Legen vor der Kopftieflage für Subklaviakatheter)

◘ Tab. 7.2 (Fortsetzung)

8. ZVK und arterieller Zugang	Erst periphere Zugänge und Volumengabe! Am einfachsten geht ein Subklaviakatheter bei Exsikkose; die V. subclavia ist bei Volumenmangel am leichtesten zu punktieren, da sie aufgespannt ist. Bei Verdacht auf Herzinfarkt, Thrombose oder Embolie verwendet man den Basilikakatheter, um sich eine Lyse oder Antikoagulation nicht zu versperren. ZVD-Messung zur Verlaufskontrolle der Herzleistung und der Flüssigkeitssubstitution
9. Natriumbikarbonat	Kritische Risiko-Nutzen-Abwägung notwendig; in der Regel wird bis zum pH 7,1 gepuffert. Die Hypernatriämie ist zu vermeiden
10. Thromboseprophylaxe	Sie ist wichtig bei hohem Thrombose- und Lungenembolierisiko
11. Antibiotika	Fieber bei Ketoazidose spricht für einen Infekt, breite antibiotische Therapie angezeigt
12. Andere Elektrolyte (Substitution ohne Nutzen!)	Bei Magnesiumgabe ist eine Niereninsuffizienz auszuschließen. Natrium wird meist mit Natriumbikarbonat sogar überschießend ersetzt. Phosphat ist wie das Kalium initial erhöht, und nach obiger Therapie ist ein rascher Absturz zu erwarten
13. Ursache suchen	Infektionen, abdomineller Prozess u. a.

7.4.1 Stabilisierung der Vitalfunktionen

Meist hyperventiliert der Patient. Falls der Patient sehr spät zum Arzt kommt, kann aber eine Atemdepression im Rahmen des Komas vorliegen. Hyperviskosität, Schock und Azidose bewirken ein Lungenödem und können zur Ausbildung einer Schocklunge (ARDS = »adult respiratory distress syndrome«) führen. Die Beatmung ist dann die erste Maßnahme. Parallel hierzu wird der Volumenmangel ausgeglichen.

7.4.2 Flüssigkeitssubstitution

Die erste und wichtigste Maßnahme. In der ersten Stunde gibt man 1–2 Liter 0,9%ige NaCl-Lösung. Der gesamte Bedarf liegt bei 5–10 l oder ca. 15% des Körpergewichts, mitunter auch mehr. Ab der zweiten Stunde wird die Substitution vom ZVD, der Ausscheidung und der kardialen Funktion abhängig gemacht (◘ Tab. 7.3).

Hypotone Elektrolytlösungen bergen die Gefahr eines Hirnödems. Es liegen eine hypertone Dehydratation und meist auch eine Hypernatriämie vor. Der Wasserverlust (Glukosurie!) überstieg den Natriumverlust von 5–13 mmol/kgKG. Im Rahmen der Dehydratation sind die Gehirnzellen hyperosmolar. Eine stabilisierende Membranfunktion ist bei Energiemangel (ATP) kaum noch tätig. Wird nun das intravasale Volumen absolut oder auch nur relativ hypoton, so saugen die Gehirnzellen freies Wasser an – mit konsekutivem Hirnödem und seinen Folgen. Dies gilt v. a. für Kinder und Frauen. Deren Blut-Hirn-Schranke ist besonders

▣ **Tab. 7.3** Flüssigkeitshaushalt und kardiale Komplikationen	
ZVD	Verdacht auf Herz- oder Nierenversagen rechtfertigen einen frühen zentralvenösen Katheter (ZVK). Absolute Werte und, wichtiger, der Verlauf steuern die stündliche Infusionsmenge. In etwa gilt Folgendes ab der zweiten Stunde:
	ZVD <4 1,0 l/h
	ZVD 5–12 Prüfe, ob es Hinweise für eine Herzschwäche oder ein Nierenversagen gibt 0,25–0,5 l/h
	ZVD >12 0,1–0,25 l/h
Herzversagen	Die Diagnose wird gestellt mittels: ▬ Puls, RR, ZVD, Auskultation (Lungenödem, Galopp) ▬ Biomarker: NT-pro BNP ▬ Röntgen-Thorax ▬ Echokardiographie: Herzleistung, Vitien, Motilitätsstörungen ▬ Vorgeschichte, Fremdanamnese
Herzinfarkt	Die Herzenzyme sind erhöht und infolge der Proteolyse schwer zu interpretieren; Enzymverlauf, EKG, Echokardiographie und Anamnese führen zur Diagnose. Dann bedarf es einer Antikoagulation, ASS und evtl. einer Rekanalisation. Der Kreislauf wird unter »Nitratschutz« aufgefüllt

durchlässig. Die ersten 1–2 l sollten 0,9%ige NaCl-Lösung sein.

Um im Verlauf keine Hypernatriämie zu erzeugen, gibt man später z. B. Jono steril, Ringerlösung mit G5%, und erzeugt in etwa die Isotonie durch Zugabe von Kalium, Magnesium und Glukosephosphat, in Abhängigkeit von Serumelektrolyten und Serumosmolatität. Denn gerade bei Exsikkose und Hyperaldosteronismus sowie bei der Zugabe von Natriumbikarbonat kann man das Gegenteil des Hirnödems bewirken, nämlich eine weitere Dehydratation der Hirnzellen durch Hypernatriämie. Empfohlen werden auch 3/4-normale Elektrolytlösungen. Natrium ist reduziert auf 100 mmol und wird ersetzt durch 25 mmol Kalium und andere Elektrolyte. Das Chlorid ist deutlich reduziert auf 65 mmol und wird z. B. ersetzt durch Malat. Dieser negative Ladungsträger hilft, eine hyperchlorämische Azidose zu vermeiden, und bindet zudem H+-Ionen. Die Gabe von Natriumbikarbonat kann damit oft vermieden werden.

Folgende Regeln gelten bei Hypernatriämie und Volumenmangel:

- Hypernatriämie langsam senken (ca. um 1 mmol Natrium/l/h senken, ca. halber Ausgleich in den ersten 24 Stunden, den Rest in 1–2 Tagen)
- Zuerst Kreislaufstabilisierung: Sobald der Patient hämodynamisch stabil ist, wird dieses Defizit zur Hälfte ausgeglichen, z. B. mit 0,45%igem NaCl

Die Auffüllung des Kreislaufs bewirkt vier wesentliche Veränderungen:

- die Katecholaminausschüttung geht zurück;
- die periphere Mangelperfusion geht zurück, die Mikrozirkulation wird gefördert;
- die Gehirnperfusion verbessert sich;
- die periphere Laktatbildung wird beendet;

— die Urinproduktion springt wieder an, Kalium und
saure Metabolite werden ausgeschieden.

Dies hat zur Folge, dass
— die Insulinantagonisten an Wirkung verlieren,
— der Blut-pH wieder steigt,
— der Patient wacher wird,
— der Kaliumspiegel sehr rasch abfällt!

Kaliumsubstitution

Einfluss der Flüssigkeitszufuhr auf das Kalium: Das »ver-
dickte« Blut wird verdünnt, und damit fällt der Kaliumspiegel. Die Nierenperfusion springt wieder an, und Kalium wird ausgeschieden. Mit der verbesserten Organ-
und Nierenperfusion klingt die Übersäuerung ab; der pH
steigt also wieder. Wasserstoffionen können die Zellen
wieder verlassen, und das Kalium wird wieder in die Zellen aufgenommen.

> **Die Flüssigkeitssubstitution allein kann bereits
> zu einem dramatischen Abfall des Kaliums
> führen und damit Kammerflimmern verur-
> sachen. Gibt man Insulin und/oder Natrium-
> bikarbonat, wird der Kaliumabfall noch weiter
> beschleunigt.**

Insulin senkt den Kaliumspiegel. Mit Insulin wird die
Glukose in die Zelle aufgenommen. Die Aufnahme und
Verwertung von Glukose durch die Zelle erfordert Ka-
lium. Der Kaliumspiegel fällt.

Mit Natriumbikarbonat werden Wasserstoffionen ge-
bunden. Es strömen Wasserstoffionen aus dem intrazellulären Raum nach. Zum Ladungsausgleich verlagert sich

◻ Tab. 7.4 Empfehlungen zur Kaliumgabe	
Kalium >5,5 mmol/l	Keine Kaliumgabe
Kalium zwischen 5,5 und >3,5 mmol/l	Kaliumgabe: 20–30 mmol/h
Kalium <3,5 mmol/h	Kaliumgabe: 40 mmol/h

Kalium in die Zellen. Die Geschwindigkeit des Abfalls des Kaliumspiegels wird potenziert.

Deswegen mit Beginn der Therapie Kaliumkontrollen halb- bis einstündlich. Am EKG-Monitor kann man bei Hyperkaliämie zunehmend überhöhte T-Wellen und bei Hypokaliämie ST-Senkungen und die U-Welle beobachten.

Die Kaliumsubstitution richtet sich nach folgendem Schema: Kaliumersatz über Perfusor, sobald der Urinfluss beginnt (◻ Tab. 7.4).

Solange noch kein Insulin oder Bikarbonat gegeben wurde, ist die Kaliumsubstitution problemlos. Mit der Gabe von Insulin kann Kalium so rasch fallen, dass man mit der Substitution nicht nachkommt. Man sollte den Insulinperfusor stoppen, bis sich das Kalium wieder im hochnormalen Bereich befindet. 30 mmol/h gelten als maximale stündliche Zufuhr. Manche Autoren geben auch 40–60 mmol/h als Möglichkeit an – bei einem Kaliumspiegel unter 3 mmol/l.

Die Kaliumsubstitution erfolgt unter Berücksichtigung des Blut-pH. Ein niedriger pH lässt einen höheren Influx des Kaliums in die Zellen erwarten, und man wird den Kaliumperfusor höher einstellen. Prinzipiell ist die

◘ Tab. 7.5 Kaliumsubstitution

Serumkalium (mmol/l)	Kaliumsubstitution	
	pH <7,2	pH >7,2
>5,5	0 mmol/h	0 mmol/h
5,0–5,5	0–20 mmol/h	0–10 mmol/h
4,0–5,0	25 mmol/h	15 mmol/h
3,0–4,0	35 mmol/h	25 mmol/h
2,0–3,0	45 mmol/h	35 mmol/h

Gabe von Natriumbikarbonat sehr restriktiv zu sehen. Eine Indikation zur Gabe besteht nur dann, wenn der pH <7,0 ist, eine Nachkorrektur mit einer zweiten Gabe von Bikarbonat sollte ebenfalls zurückhaltend, frühestens nach zwei Stunden erfolgen. Ziel ist eine Anhebung des pH auf etwa 7,1. Um diesen raschen Wasserstoff-Kalium-Austausch nicht noch zu sehr zu beschleunigen, gilt, dass die Gabe von 8,4%igem Natriumbikarbonat mit 50 mmol über eine Stunde bei einem pH zwischen 6,9–7,0 erfolgen sollte. Eine Gabe von 100 mmol Bikarbonat ist ab einem pH-Wert unter 6,9 angezeigt. Obige und unten aufgeführte Angaben sind Richtwerte, die im Einzelnen vom Verlauf abhängen. Das in ◘ Tab. 7.5 Zusammengefasste findet sich in Abwandlungen in der gängigen Literatur wieder.

Der Gesamtbedarf kann 300–1000 mmol Kalium betragen. Im Allgemeinen sollte man pro Tag nicht mehr als 250 mmol ersetzen. Dies ist bei der Ketoazidose nicht immer machbar. Trotzdem sollte dieser Richtwert im Auge behalten werden. Der Verlust beträgt ca. 4–10 mmol/

kg KG. Vermeidet man die zu schnelle Senkung des Blutzuckerspiegels und eine zu schnelle Bikarbonatzufuhr, so wird sich eine unnötig schnelle und hohe Kaliumsubstitutution umgehen lassen.

Insulingabe

Die Insulingabe ist in der Reihenfolge des Vorgehens ein später Schritt. Die Insulindosis hängt auch vom Kaliumspiegel ab. Ist Kalium noch nicht im Normbereich, wartet man mit der Insulininjektion und hebt vorher den Kaliumspiegel an.

Regeln für die Insulintherapie beim keto-azidotischen Koma

— Die Insulingabe erfolgt wegen der Störungen der Mikrozirkulation intravenös, zuerst als Bolus, dann über Perfusor.

— Bei Serumkalium <4 mmol/l erfolgt die Insulingabe zusammen mit der Kaliumgabe. Ab einem Serumkalium <3,3 mmol/l ist eine Insulinpause einzuhalten.

— Bei Serumkalium >4 mmol/l injiziert man einen Bolus von 10 E Normalinsulin und gibt dann 0,05 bis 0,1 E/kg KG/h über den Perfusor.

— Halb- bis einstündliche Kalium- und BZ-Messungen sind erforderlich.

— Fällt der Blutzucker um weniger als 10% vom Ausgangswert nach einer Stunde, so kann die Insulinmenge auf 0,1 bis 0,2 E/kg KG/h gesteigert werden.

Die Insulinwirkung kann bei der Ketoazidose deutlich reduziert sein. Diese Insulinresistenz ist Folge einer Hypokaliämie, einer Hypomagnesiämie und einer anhaltenden Mangelperfusion mit Katecholaminausschüttung und protrahierter Azidose.

Für die ersten 24 Stunden gelten folgende Zielwerte bezüglich der Blutzuckersenkung:

- Abfall des Blutzuckers pro Stunde um weniger als 50 mg/dl (3,0 mmol/l) und nicht tiefer als auf 250 mg/dl (14,0 mmol/l) senken, um ein Hirnödem zu vermeiden (dies gilt besonders bei schweren Ketoazidosen).
- Ab 300 mg/dl (16,6 mmol/l) infundiert man Glukose 10% (aus oben genanntem Grund und wegen des intrazellulären Glukosebedarfs).
- Die Infusionsgeschwindigkeit richtet sich nach dem Blutzucker.

Eine zu schnelle Blutzuckersenkung hat keinen Nutzen. Entscheidend ist die Flüssigkeitszufuhr, es reicht zunächst die niedrig dosierte Gabe von Insulin (0,05 bis 0,1 E/kg KG/h), um Lipolyse und Glukoneogenese zu hemmen. Mit der niedrigen Initialdosis wird die Aufnahme von Kalium, Phosphat und Glukose in die Zellen kaum gesteigert. Die frühzeitige Gabe von Glukose ist eine wichtige **Nährstoffzufuhr** und verhindert, dass die Serumosmolarität zu schnell abfällt. Ein zu schnelles Abfallen der Serumosmolarität führt zum **Hirnödem**. Es handelt sich um denselben Pathomechanismus wie bei der Hypernatriämie und der Exsikkose. Im Krankheitsverlauf haben sich das intra- und extrazelluläre Milieu osmotisch angeglichen. Fällt nun die extrazelluläre Osmolalität zu schnell ab, so entsteht ein Ungleichgewicht. Wasser diffundiert in die exsikkierte Zelle. Die Folge ist ein Anschwellen des Gehirns bis zum Hirnödem mit Einklemmungen. Wie bei der Hypernatriämie sind auch bei der Hyperglykämie Kinder und Frauen besonders gefährdet.

> **Die sechs Vorteile der niedrig dosierten Insulingabe**
> — Die Vermeidung eines Hirnödems; ein BZ von 250 mg/dl (14,0 mmol/l) gilt als kritische Grenze.
> — Der Blutzucker bleibt besser steuerbar.
> — Späthypoglykämien werden vermieden.
> — Der Kaliumspiegel bleibt besser steuerbar.
> — Das Risiko des Kammerflimmerns und eines paralytischen Ileus bei Hypokaliämie ist geringer.
> — Eine Hypophosphatämie entsteht langsamer.

Natriumbikarbonatgabe

Natriumbikarbonat wird bei Aufnahme bei einem pH-Wert <7,0 infundiert. Eine Azidose mit einem pH-Wert >7,0 wird ohne Natriumbikarbonat spontan ausgeglichen, es sei denn, die kardiale Situation erfordert eine Korrektur. Die metabolische Azidose ist negativ inotrop am Herzen, vermindert die Sauerstoffdissoziation vom Hämoglobin und ist atemdepressiv. Eine überschießende Pufferung ist ungünstig, da hiermit eine therapeutisch wesentlich schlechter zu beeinflussende metabolische Alkalose entstehen kann. Mit der Hemmung der Lipolyse durch Insulingabe und der Rehydrierung wird die Produktion saurer Valenzen eingestellt.

Ein pH <7,1 hat folgende Auswirkungen:
- negativ inotrope Wirkung am Herzen,
- verminderte Ansprechbarkeit der Blutgefäße auf Katecholamine,
- Laktatproduktion in der Leber,
- Insulinresistenz,
- Atemdepression bei pH <6,8.

Die Infusion von Natriumbikarbonat hat folgende **Risiken:**
- Hypokaliämie,
- Hypernatriämie (1 ml Natriumbikarbonat = 1 mmol Natrium) mit Dehydratation der Gehirnzellen,
- intrazellulär zunehmende Azidose mit Sauerstoffmangelversorgung des Gehirns,
- ungünstige Sauerstoff-Hämoglobin-Dissoziation, verminderte Sauerstoffversorgung,
- überschießende Pufferung mit metabolischer Alkalose.

Eine **paradoxe ZNS-Azidose** bewirkt eine Sauerstoffmangelversorgung im Gehirn. Die zunehmende intrazelluläre Azidose nach Bikarbonatgabe erklärt sich aus dem Membrantransport. Natriumbikarbonat dissoziiert zu Kohlendioxid und Natronlauge. Die Natronlauge kann die Zellmembran nicht passieren; sie bindet ein extrazelluläres Wasserstoffion. Das Kohlendioxid diffundiert passiv durch die Zellmembran; intrazellulär bindet dieses CO_2 an ein H_2O-Molekül, und es bildet sich, vereinfacht ausgedrückt, Kohlensäure. Trotz des pH-Anstiegs im Blut werden die Zellen auf diese Weise intrazellulär saurer. Der pH-Wert wird auch deshalb nur ganz langsam angehoben.

Die extra- und intrazelluläre Azidose beeinflussen die **Sauerstoffbindungskurve** des Hämoglobins. Bei Mangelperfusion unter Azidose ist die Sauerstoffabgabe vom Erythrozyten an das periphere Gewebe erleichtert. Hebt man die Azidose auf, ohne die Mangelperfusion vorher beseitigt zu haben, resultiert eine mangelnde Sauerstoffversorgung der Organe.

Daher gilt bei Ketoazidose Folgendes:

Regeln für die Gabe von Natriumbikarbonat
- Pufferung erst ab pH <7,0
- 50 mmol Bikarbonat pro Stunde, nur ausnahmsweise höher bei schwerster Azidose
- Pufferung bis pH 7,1 oder maximal 7,2
- Halb- bis einstündliche Kontrolle der Blutgase, des Kaliums und des Natriums
- Die bekannte Substitutionsformel wird leicht modifiziert: Natriumbikarbonat in mmol = (negativer Baseexzess × kg KG × 0,3) × 0,3 über mindestens 2 h kontinuierlich i.v.

Andere Elektrolyte

Die **Phosphatsubstitution** ist kein akutes Problem. Echte Komplikationen durch die Hypophosphatämie allein sind selten. Studien konnten keine Verminderung der Mortalität beim ketoazidotischen Koma durch Phosphatgabe belegen.

Die **Magnesiumsubstitution** ist beim ketoazidotischen Koma weder etabliert noch geprüft worden. Trotzdem spricht Einiges dafür, im Rahmen der fortgeschrit-

tenen Therapie an das Magnesium zu denken. Die osmotische Diurese bewirkte einen Magnesiumverlust bis
100 mmol. Insulinresistenz, zentrale Eintrübungen und
Herzrhythmusstörungen können auch die Folgen eines
Magnesiummangels sein. Ausreichend Magnesium
schützt zudem vor renalem Kaliumverlust (Mg-Ka-Pum-
pe in den Nierentubuli).

Bei der Magnesiumsubstitution ist zu beachten:
- maximal 8 mmol Magnesium über 10–30 min,
- maximal 64 mmol über 24 h,
- bei Nierenversagen Dosis reduzieren,
- Sehnenreflexe vor und im Laufe der Substitution
  prüfen,
- eine Hyporeflexie spricht für eine überschießende
  Substitution.

Ein **Kalziummangel** (50–100 mmol) stellt praktisch nie
ein Problem dar. Falls man Kalzium gibt, sollte nicht
gleichzeitig Kaliumphosphat laufen (Komplexbildung).
Und man muss immer unterscheiden zwischen Gesamtkalzium und ionsiertem Kalzium. Bei Eiweißmangel ist
das ionisierte Kalzium in der Regel normal, und es macht
keinen Sinn, das Gesamtkalzium anheben zu wollen.

Chlorid wird ausreichend durch die initialen Koch-
salzinfusionen substituiert. Der Bedarf liegt bei bis zu
350 mmol. Bei überschießender Substitution droht eine
hyperchlorämische Azidose.

Intensivmedizinische Überwachung

◼ Tab. 7.6 zeigt, was die Überwachung während des ersten
Tages beinhaltet.

Tab. 7.6 Monitoring bei Ketoazidose

Parameter	Kontrollintervall
Puls, Blutdruck, Atmung	Monitoring auf der Intensivstation; u. a. achte auf Kaliumentgleisungen
Kalium, Natrium, Blutzucker	Alle 30–60 min
Einfuhr/Ausfuhr	Stündlich bilanzieren
ZVD, BGA	Initial alle 2 h, bei stabilisierten Patienten alle 4 h
Phosphat, Kalzium, Laktat, Chlorid	Alle 6–12 h
Ketone i. U., EKG	1-mal/Tag
Temperatur	3-mal/Tag

7.5 Komplikationen im Therapieverlauf

Komplikationen der Ketoazidose, wie Herzinfarkt, Schlaganfall, ischämische Kolitiden, tiefe Thrombosen, Aspirationspneumonien etc., müssen bedacht werden (Tab. 7.7).

7.5.1 Das Hirnödem

Das **Hirnödem** ist beim Patienten mit ketoazidotischem Koma schwer zu erkennen. Eine erneute Eintrübung ist ein Hinweis (Tab. 7.8). Differenzialdiagnostisch muss eine Hypernatriämie bedacht werden.

◘ **Tab. 7.7** Mögliche Komplikationen im Therapieverlauf

Erkrankung/ Symptom	Gefahr/Handlungsempfehlung
Hirnödem	Zu schneller Natriumabfall mit hypotonen Lösungen und freiem Wasser, Kinder und Frauen besonders gefährdet Zu schneller BZ-Abfall bei Insulinüberdosierung und verspäteter Glukoseinfusion
Lungenödem	Bei Flüssigkeitszufuhr ohne Berücksichtigung der kardialen, pulmonalen und renalen Situation
Protrahiertes Koma	Paradoxe ZNS-Azidose bei zu schneller Bikarbonatinfusion Dehydrierte Hirnzellen bei Hypernatriämie
Arrhythmie	Kaliumabfall bei zu früher Insulinzufuhr, zu schneller Bikarbonatgabe und unzureichender Kaliumsubstitution
Protrahierter Verlauf	Evtl. Phosphat- und Magnesiumsubstitution nachholen
Krämpfe	Hirnödem, Hypernatriämie oder protrahierte Exsikkose abklären Kalziummangel bei Hyperphosphatämie

Diagnostik des Hirnödems

In der klinischen Untersuchung sollten folgende Maßnahmen vorrangig sein:

- fortlaufend Erhebung des neurologischen Status,
- kraniale Computertomographie (CCT) mit Hypodensität des Hirngewebes oder
- MRT mit Hyperintensität im T2-Bild.

◫ Tab. 7.8 Symptome und Befunde bei Hirnödem	
Allgemein	Kopfschmerz, Übelkeit, Erbrechen, RR-Anstieg, Frequenzabfall, Papillenödem, Lähmung des 6. Hirnnervs, Sehstörungen, Eintrübung
Symmetrische Einklemmung	Cheyne-Stoke-Atmung, kleine, aber reaktive Pupillen, Lähmung des Aufwärtssehens
Asymmetrische Einklemmung	Einseitig dilatierte areaktive Pupille, Hemiparese
Hirnstammeinklemmung	Irreguläre Atmung bis Apnoe, RR-Abfall, Herzfrequenzanstieg

Therapie des Hirnödems

Therapiemaßnahmen bei Vorliegen eines Hirnödems sind in ◫ Tab. 7.9 zusammengefasst.

Eine Barbiturattherapie gilt als letztes Mittel in der Hirnödemtherapie. Bedingt durch die schweren Nebenwirkungen der Barbiturattherapie (z. B. Thiopental), wie Kardiodepression und gehäufte Infektionsrate, und durch das Fehlen eines gesicherten therapeutischen Nutzens wird diese Therapieform sehr reserviert gesehen.

Die **Mortalität** im Koma lag bei 25%. Gesenkt wurde sie mit der Entwicklung der differenzierten Therapie auf 5–15%. Bei Patienten über dem 65. Lebensjahr liegt die Sterblichkeit immer noch bei bis zu 20%. 10% der Todesursachen entfallen auf den Herzinfarkt, 33% auf den zerebralen Insult. Andere Todesursachen sind der Schock bei Exsikkose, schwere Aspirationspneumonien, Aspirationen mit Verlegung der Atemwege, Schocklunge

◻ **Tab. 7.9** Therapiemaßnahmen beim Hirnödem

Therapie-maßnahme	Praktisches Vorgehen
Mannitol 20%	0,5–1 g/kg KG im »Schuss«. Die langsame Infusion verstärkt das Hirnödem. Wiederholung alle 3–6 h bei Bedarf
Dexamethason	Initial injiziert man i.v. 1–2 mg/kg KG, dann 8 mg/8 h. Die Vigilanz wird verbessert, die Prognose nicht. Therapiedauer über ca. 1 Woche
Lagerung	Der Oberkörper sollte im Winkel von 30° hochgelagert werden, Kopf und Hals gerade zur Erleichterung des venösen Abstroms
Hyperventilation	Der Ziel-pCO_2 liegt bei 28–32 mmHg (3,70–4,25 kPa) unter Beatmung. Ein pCO_2 <25 mmHg (<3,30 kPa) kann zu zerebralen Vasospasmen führen. Hohe Atemzugvolumina sind zu vermeiden. Die Beatmungsfrequenz sollte bei 20/min liegen. Beatmung langsam und schrittweise normalisieren, um ein reaktives Reboundphänomen zu vermeiden
Furosemid	Nur als letzte Maßnahme, wahrscheinlich keine Wirkung auf das Hirnödem
Barbiturate	Ein Nutzen ist umstritten

(ARDS), Lungenembolien und das Hirnödem. Letzteres gilt besonders bei Kindern und Frauen.

Hyperosmolares Koma

P. Hien et al., *Diabetes 1x1*,
DOI 10.1007/978-3-642-44976-5_8,
© Springer-Verlag Berlin Heidelberg 2014

Das hyperosmolare Dehydratationssyndrom findet sich beim betagten Typ-2-Diabetespatienten. Durch die geringe Restsekretion von Insulin kommt es nicht zur Ketonkörperbildung. BZ-Werte um 1000 mg/dl sind zu beobachten. In den meisten Fällen handelt es sich um einen nicht adäquat behandelten Typ-2-Diabetes. Die Mortalität liegt zwischen 5 und 15%, wobei die meist erhebliche Komorbidität ursächlich ist. Oft ist der betagte Patient alleinstehend, schlecht versorgt, hat die Kontrolle über seinen Diabetes verloren und hat Schluck- oder Trinkstörungen. Zur Dekompensation führen oft Infekte, Verwirrungszustände oder zerebrale Insulte. Sie weisen zum Teil schon eine Azidose auf, bei erheblicher Mangelperfusion mit erhöhten Laktatspiegeln.

Das **klinische Bild** ist geprägt von:

- einer massiven Exsikkose nach anhaltender Polyurie bei Hyperglykämie,
- fokalen oder generalisierten Krämpfen,
- Nackensteifigkeit bei meningealer Reizung,
- einem zunehmend eintrübenden Patienten, der zuletzt im Stadium des Komas ist,
- allen Zeichen und Komplikationen einer Exsikkose und Mangelperfusion,
- wie Durst, trockene Schleimhäute, Tachykardie, Hypotonie, Schwindel, Schwäche, Schlaganfallsymptomatik, Krämpfe bis zum Schock,
- ischämische Kolitis,
- tiefen Venenthrombosen, Mesenterialvenenthrombosen.

◻ Tab. 8.1 Typische Laborwerte

Laborparameter	Veränderung
Blutzucker	600–1000 mg/dl [33–56 mmol/l], selten über 1000 mg/dl
Natrium und Kalium	Normal, erhöht oder erniedrigt (trotz absoluten Mangels)
Blutgasanalyse	Oft Azidose, meist pH um 7,3
Laktat	Oft erhöht bei peripherer Mangelperfusion und Schock
Ketone	Normal, allenfalls leicht erhöht
LDH, AST, ALT	Zum Teil massiv erhöht
CK-MB und CPK	Bei Myolyse durch Zentralisation und Mangelperfusion erhöht
Gerinnungsstörungen	Hyperviskosität und Mangelperfusion führen zur DIC
Hoher Hämatokrit	Als Zeichen der massiven Dehydratation
Triglyzeride	Oft massiv erhöht, im Labor »Pseudohyponaträmie« möglich

Gehäuft finden sich Pneumonien, Harnwegsinfekte oder kardiovaskuläre Ereignisse. Typische Laborwerte zeigt ◻ Tab. 8.1.

Nicht jedes Labor kann die Osmolalität sofort bestimmen (◻ Tab. 8.2). Eine Eintrübung tritt ab 320 mOsmol/l ein, das Koma ist ab 350 mOsmol/l zu erwarten. Man kann sie dann annäherungsweise aus dem Natrium-, Kalium- und BZ-Spiegel sowie dem Serumharnstoff berechnen:

$$\text{mosm/l} = 2 \times (\text{Na}+ + \text{Ka}+) \text{ mmol} + \text{BZ mg/dl/18} + \text{BUN mg/dl/2,8}$$

◨ **Tab. 8.2** Therapie und Monitoring beim hyperosmolaren Koma

Beobachtungen	Anmerkungen
Sehr hoher Flüssigkeitsbedarf	10 l und mehr
Initial oft höhere Infusionsmengen	Bis 3 l 0,9%ige NaCl-Lösung in der ersten Stunde, ZVD-gesteuert
Überwachung der Serumosmolalität	1/2-normale Lösungen entsprechend Verlauf
Höherer Kaliumbedarf	Zufuhr in Abhängigkeit zur Nierenfunktion
Meist kein Bedarf an Bikarbonat	Die Laktatazidose spricht auf Rehydratation an; nekrotisierende Entzündungen, eine Sepsis und ein anhaltender pH-Wert von <7,1, evtl. auch schon ein pH von 7,2, bedürfen der Bikarbonatgabe. Der pH-Wert ist in der Regel 7,3
Insulingabe nachrangig	Restinsulin reicht meist, um einen katabolen Stoffwechsel mit Ketogenese zu verhindern. Insulinbedarf sehr niedrig, und es sollte zu Beginn darauf geachtet werden, dass die Osmolarität um nicht mehr als 10 mosmol/ l/h abfällt und der Blutzuckerspiegel um nicht mehr als 100 mg/dl/h
Infekte	Pneumonieanteil bis zu 40–60%, Harnwegsinfekte bis zu 15% ursächlich, deshalb ist eine breite antibiotische Abschirmung im Rahmen der intensivmedizinischen Betreuung immer angezeigt

◘ Tab 8.2 (Fortsetzung)

Beobachtungen	Anmerkungen
Öfter kardiovaskuläre Komplikationen	Es sind meist ältere Patienten, deshalb Suche nach kardiovaskulären Ereignissen (MI, Schlaganfall, ischäm. Kolitis)

Hypoglykämie

P. Hien et al., *Diabetes 1x1*,
DOI 10.1007/978-3-642-44976-5_9,
© Springer-Verlag Berlin Heidelberg 2014

9.1   Grundlagen

Eine normnahe Blutzuckereinstellung mit Sulfonylharnstoffen oder Insulin hat ein hohes Risiko für Hypoglykämien.

Eine Hypoglykämie nur durch festgelegte Blut-
zuckergrenzen zu definieren ist nicht sinnvoll. Manche
Patienten haben sich durch Übertherapie an recht niedrige BZ-Werte bis zu 40 mg/dl adaptiert, ohne darauf zu
reagieren; dies ist eine **sog. Hypoglykämiewahrnehmungsstörung**.

Bei Diabetespatienten mit **langjähriger Hyperglykämie** kann auch ein Blutzucker um 100 mg/dl (5,7 mmol/l)
zu Unterzuckerungssymptomen führen, die Gehirnzellen
sind an höhere Werte »gewöhnt«. Gerade ein rascher Abfall von einem langjährig hohen Niveau wirkt wie eine
Hypoglykämie.

Eine Hypoglykämie ist durch die sog. **Whipple-Trias**
charakterisiert:
1. typische Symptome einer Hypoglykämie,
2. gleichzeitig Nachweis eines niedrigen Blutglukose-
   Spiegels,
3. Beseitigung der Symptome durch
   Glukosezufuhr.

Eine **milde Hypoglykämie** kann durch selbstständige
Kohlenhydrateinnahme durch den Betroffenen selbst
therapiert werden. Er nimmt die frühen Symptome (z. B.
Schwitzen, Zittern, Heißhunger oder Sehstörungen)
wahr und reagiert richtig.

Bei einer **schweren Hypoglykämie** ist eine Therapie
nur durch Fremdhilfe möglich. Sie ist ein Ereignis mit

Krampfanfall, Bewusstlosigkeit, Verwirrtheit, irrationalem oder unkontrolliertem Verhalten.

Bei Glukosewerten unter 80 mg/dl erfolgt bei Stoffwechselgesunden eine Hemmung der endogenen Insulinsekretion. Erste leichte Hypoglykämiesymptome können bei Werten unter 70 mg/dl auftreten, wie Unruhe, Reizbarkeit. Durch Gegenregulation fallen Gesunde nicht unter 50 mg/dl ab.

Bei Werten unter 50 mg/dl treten ausgeprägte Symptome auf, unter 30 mg/dl muss mit Bewusstlosigkeit gerechnet werden. Frühgeborene sind hypoglykämisch mit Werten unter 30 mg/dl (1,7 mmol/l), Neugeborene unter 40 mg/dl (2,2 mmol/l).

9.2 Ursachen

Ursachen sind in ◘ Tab. 9.1 aufgeführt.

Seltene Ursache für die Hypoglykämie sind in ◘ Tab. 9.2 zusammengestellt.

9.3 Symptomatik

Die Symptome der Hypoglykämie können individuell sehr unterschiedlich ausgeprägt sein. Der eine Patient wirkt lediglich etwas forsch, sehr selbstbewusst oder aggressiv, der andere Patient schwitzt und krampft. Neben der interindividuell variablen Reaktionsweise spielen auch das Ausmaß und die Dauer der Hypoglykämie eine Rolle. Das hypoglykämische Koma stellt das Endstadium dar.

◘ Tab. 9.1 Ursachen für die Hypoglykämie bei Diabetikern

Unzureichende Nahrungsaufnahme	Beispielsweise zu wenig BE pro Insulininjektion Eine Mahlzeit versehentlich ausgelassen
Überhöhte physische Aktivität	Beispielsweise ungeplantes Fußballspiel nach einer normal dosierten Insulininjektion und ohne BE-Ausgleich
Medikamentenüberdosierung	Beispielsweise konstante SH-Dosis trotz Gewichtsreduktion; Kumulation der Medikation bei Nierenversagen; normale Insulindosis trotz Diarrhoe; Wirkungsüberlappung von Insulininjektionen
Verbesserte Insulinwirksamkeit	In der frühen Schwangerschaft Nach Überwindung einer Insulinresistenz
Autonome Neuropathie	Gastroparese Gestörte adrenerge Gegenregulation
Beschleunigte Resorption	Beispielsweise Sonnenbad nach Insulininjektion Versehentliche i.m.-Injektion
Kumulation von Insulin und oralen Antidiabetika	Vor allem bei Niereninsuffizienz Sulfonylharnstoffe mit z.T. sehr langer HWZ.
Spritz-Ess-Abstand	Zu kurz mit postprandialer Hypoglykämie oder zu lang mit präprandialer Hypoglykämie

Adrenerge bzw. **autonome** Hypoglykämiesymptome sind:

— Tachykardie, Herzrhythmusstörungen,
— weite Pupillen,

◼ **Tab. 9.2** Seltene Ursachen für die Hypoglykämie

Leberinsuffizienz	Gestörte Glukoneogenese und fehlende Glykogenspeicher; die gesunde Leber setzt pro Stunde 5–10 g Glukose frei
Alkoholintoxikation	Gestörte Glukoneogenese
Nebennierenrinden-insuffizienz (NNRI)	Bewirkt eine erhöhte Insulinempfindlichkeit und mangelnde Gegenregulation bei BZ-Abfall
Hypothyreose	Wie NNRI
STH-Mangel	Wie NNRI
Insulinom	▶ Abschn. 9.6
Reaktive postprandiale Hypoglykämie	Als Dumping-Syndrom 1–2 h postprandial; funktionell, ohne Gastrektomie, 3–5 h postprandial
Niereninsuffizienz	Gestörte Glukoneogenese, Kumulation der Antidiabetika

▬ Unruhe, Überaktivität, Aggressivität,
▬ Zittern, kalter Schweiß,
▬ Übelkeit, Heißhunger, Speichelfluss,
▬ Stuhl- und Harndrang.

Zerebrale bzw. **neuroglykopenische** Hypoglykämiesymptome sind:
▬ Angst, Halluzinationen, psychotische Veränderungen,
▬ Gedächtnisstörung, Verwirrtheit, Desorientiertheit, Konzentrationsschwäche,
▬ Clownerie, Koordinationsstörungen,

- Müdigkeit, Verlangsamung, Koma,
- Kopfschmerzen, Krämpfe, Hyperreflexie,
- Sprach- und Sehstörungen, Doppelbilder,
- Lähmungen, Bild des zerebralen Insults bis zur Dezerebrationsstarre.

Diese verschiedenen Symptome sollte man mit einem Diabetespatienten besprechen und das individuelle Muster gemeinsam herausarbeiten. Gerade bei Neueinstellungen oder bei einer Umstellung der Medikation ist dies wichtig. Empfehlenswert ist auch, dass unter kontrollierten Bedingungen, z. B. im Krankenhaus, eine Hypoglykämie und deren Selbstmanagement erlebt wird.

> Bei mangelnder adrenerger Gegenregulation durch wiederholte Unterzuckerungen und/oder wegen einer autonomen Neuropathie können die ersten Anzeichen fehlen oder kaschiert sein (»hypoglycemic unawareness«).

> Chronische Unterzuckerungszustände finden sich insbesondere bei jungen Diabetikern unter intensivierter Insulintherapie oder mit Insulinpumpen, die ihren BZ fast schon neurotisch zwischen 50–80 mg/dl (3,0–4,5 mmol/l) halten. Sie adaptieren an diese Grenzbereiche und nehmen die Frühwarnzeichen nachfolgend schwerster Hypoglykämien nicht mehr wahr.

Die **Hypoglykämiewahrnehmungsstörung** ist Folge einer verzögerten und verminderten Aktivierung der sympathoadrenalen Gegenregulation. Bei ca. einem Fünftel der Diabetiker liegt dies unterschiedlich stark ausgeprägt vor. Autonome Symptome treten erst bei Werten unter 50 mg/dl und abgeschwächt auf, sodass der Betroffene die Hypoglykämie erst bemerkt, wenn zusätzlich bereits Beeinträchtigungen der Gehirnfunktion auftreten, die ein Selbstmanagement der Hypoglykämie dann möglicherweise verhindern. Hypoglykämiewahrnehmungsstörungen können deshalb zu bedrohlichen Ereignissen führen. Erforderlich sind dann eine passagere weniger strenge Stoffwechselführung und ein BZ-Zielwert um 150 mg/dl sowie die Vermeidung von Hypoglykämien. Bereits nach einigen Wochen verbessert sich dann die Wahrnehmung wieder; nach ca. drei Monaten kann dann wieder eine nornmahe Strategie gewählt werden. Darüber hinaus werden die Patienten in speziellen Schulungen (z. B. HYPOS-Schulungsprogramm, www.hypos.de) bezüglich der individuellen Hypoglykämiesymptomatik und Wahrnehmung trainiert.

Nächtliche Hypoglykämien werden häufig nicht bemerkt. Nachtschweiß, Albträume, schlechter Schlaf und ein morgendlicher Kopfschmerz mit Abgeschlagenheit sind Hinweise. An nächtliche Hypoglykämien denkt man auch bei überschießendem BZ-Anstieg nach dem Frühstück (Somogyi-Phänomen, ▶ Abschn. 20.5). Dies stets mit bedenken, wenn die abendliche Verzögerungsinsulindosis aufgrund hoher morgendlicher BZ-Werte erhöht werden soll.

Die Anzahl nächtlicher Hypoglykämien ist weitaus häufiger als vermutet und findet sich unter Insulinbehandlung bei Typ-1- und Typ-2-Patienten. Somit sind nächtliche BZ-Messungen ein unverzichtbarer Bestandteil einer Therapiekontrolle. Etwa 20% der Typ-1-Diabetes-Kinder sollen nächtliche Hypoglykämien erleben. Ein

BZ <100 mg/dl (5,5 mmol/l) vor dem Schlafengehen soll
in 50% der Fälle zu nächtlichen Hypoglykämien führen.
Deshalb gilt ein BZ von 120–180 mg/dl (6,7–10,0 mmol/l)
vor dem Schlafengehen als gute Einstellung. Im Rahmen
der Autoregulation (▶ Abschn. 20.5) reguliert sich ein BZ
von 180 mg/dl über Nacht vergleichbar wie ein BZ von
120 mg/dl (6,7 mmol/l).

9.4   Risiko und Prävention

Gerade bei einer guten **intensivierten Insulintherapie**
sind leichte Hypoglykämiesymptome nicht immer ver-
meidbar. Deshalb ist es wichtig, die Erkennung und Vermeidung von Hypoglykämien zu einem zentralen Thema
in der Patientenschulung zu machen. Die Betroffenen
sollten immer einige Blättchen Traubenzucker direkt verfügbar haben.

Unterzuckerungen sind per se kein Kriterium für
eine gute Einstellung, da sie auch gehäuft bei BZ-Tages-
profilen mit großen Ausschlägen vorkommen. Im Rahmen der intensivierten Insulintherapie muss man statistisch mit mindestens einer schweren Hypoglykämie pro
Jahr rechnen. Das Abwägen zwischen dem Wert einer
guten Einstellung und den Risiken, die mit einer Hypoglykämie assoziiert sind, erfolgt in Absprache zwischen
Arzt und Patient. Berufliche Aspekte müssen berücksichtigt werden.

Die Therapie des Typ-2-Diabetikers mit oraler Gabe
von Metformin, Glitazonen, DPP4-Inhibitoren, Acarbose oder GLP-1-Analoga führt nicht zu Hypoglykämien.
Die **Therapie mit Sulfonylharnstoffen (SH)** führt bei

Nahrungskarenz zu Hypoglykämien. Lang wirksame Präparate, wie das Glibenclamid oder Glimepirid, haben eine Halbwertszeit von 36 Stunden; hier sehr protrahierte Hypoglykämien mit stationärer Überwachung und Blutzucker-Therapie.

> **Beim protrahierten hypoglykämen Koma sind zerebrale Schäden möglich. Trotz Therapie und Normoglykämie liegen diese Patienten noch stunden- bis tagelang in Koma und Stupor bis zum Erwachen. Dann sind dauerhafte Schäden mit zerebralen Funktionsstörungen möglich (u. a. erhöhte Demenzwahrscheinlichkeit).**

■ **Kardiale Auswirkung und Mortalität**

Während einer Hypoglykämie kommt es zu einem Anstieg der Katecholamine mit

— Blutdruckanstieg,
— Herzfrequenzanstieg und Arrhythmien,
— erhöhtem Sauerstoffbedarf des Herzens,
— Thrombophilie,
— Hemmung der Thrombolyse
— Bis zum Herzinfarkt.

Das sog. »Dead-in-bed-Syndrom« beschreibt das auffällig häufige Auffinden plötzlich verstorbener junger Typ-1-Diabetiker morgens im Bett. Der Zusammenhang zwischen Unterzuckerung und bedrohlichen kardialen Ereignissen besteht auch bei älteren Diabetikern. Aufgrund der Ergebnisse zweier großer Studien (ACCORD, VADT), bei denen es bei sehr akkurat, normnah und intensiv behandelten Diabetikern zu vermehrten Todesunfällen und Hypoglykämien gekommen war, wurden die Therapieziele überarbeitet; dies gilt insbesondere für ältere und langjährige Diabetiker. Der Hypoglykämievermeidung wurde mehr Gewicht beigemessen.

Leichte Hypoglykämien und asymptomatische nächtliche Hypoglykämien schienen, nach dem bisherigen Stand des Wissens, keinen bleibenden Schaden anzurichten. Jetzt fällt ein mehrfach erhöhtes Demenzrisiko auf. Zudem ist die Lage kritisch bei Patienten mit erhöhtem Risiko für Herzinfarkt, Schlaganfall, plötzlichen Herztod oder schwere Arrhythmien.

Grundsätzlich muss bei schwereren und protrahierten Hypoglykämien die Insulintherapie im Zusammenhang mit **Sport und den körperlichen Aktivitäten** und der Nahrungszufuhr neu überdacht werden.

Leber-, Nieren- und Nebenniereninsuffizienz sowie Hypothyreose. Bei einem Kreatinin >5 mg/dl (442 µmol/l) ist der Organismus katabol, und es bestehen kaum noch Glykogenreserven. Bei Leberinsuffizienz sind die Glukoneogenese und die Glykogenreserven für eine Gegenregulation unzureichend. Ein Mangel an Nebennieren- und Schilddrüsenhormonen verlangsamt eine hormonelle Gegenregulation bei Unterzuckerung.

Nicht so selten wird eine **Hypoglykaemia factitia** nicht als solche erkannt. Vor allem bei Jugendlichen in der Pubertät ist diese zu beobachten. Aber auch einige ältere Damen, die das ganz rigoros nicht wahrhaben wollen; das wird ganz aggressiv verneint – das ist nicht ganz selten. Da braucht man dann zur Hilfe einen Psychologen, oft auch für die Familie, die das erst mal barschest zurückweist, gepaart mit der Androhung von Beschwerden, Presse usw.

■ **β-Blocker und Hypoglykämie**

Unter kardioselektiven β_1-Blockern (z. B. Metoprolol) konnten keine abgeschwächte Hypoglykämiewahrnehmung, keine verlängerte Hypoglykämiedauer oder gar gehäufte Hypoglykämien beobachtet werden. Aber: der hypoglykämieinduzierte Tremor und Pulsanstieg werden abgeschwächt; dies wird jedoch durch eine ausgeprägte Verstärkung des Frühsymptoms Schwitzen unter β-Blocker-Therapie kompensiert.

Unselektive β-Blocker (z. B. Propranolol) hemmen die β_2-vermittelte hepatische Glykogenolyse und Glukoneogenese. Dadurch wird eine Hypoglykämie im Verlauf verlängert. Ebenso wird eine Hypoglykämie erst bei niedrigeren Werten wahrgenommen. Damit sollte auf unselektive β-Blocker verzichtet und die Dosierung der kardioselektiven β-Blocker nicht zu hoch gewählt werden, da sie sonst ihre Selektivität verlieren.

9.5 Therapie

■ **Therapie der leichten Hypoglykämie**

(Patient ist noch ansprechbar, kooperativ und orientiert)

Kombination aus schnell wirksamen Kohlenhydraten und langsam wirksamen Kohlenhydraten.

Zuerst werden **schnell wirksame Kohlenhydrate** gegeben, um einen raschen BZ-Anstieg zu erreichen, also etwa ein Glas Limonade, Cola, Fruchtsaft (keine Diätsäfte!) oder 10–20 g Traubenzucker (2 Dextroenergen-Plättchen sind ca. 10 g KH), kombiniert mit **langsamer wirksamen Kohlenhydraten**, um erneutes Auftreten einer Unterzuckerung zu vermeiden, etwa Kräcker, ein Stück Brot oder 1–2 Tassen Milch.

1–2 schnelle BE oder 10–20 g Traubenzucker steigern den BZ um etwa 40–80 mg/dl (2,2–4,4 mmol/l). Bei Verdacht auf eine Gastroparese ist viel Flüssigkeit zur schnelleren Magenpassage nötig. Alternativ kann Traubenzucker auch aus den Backentaschen resorbiert werden.

Diese Maßnahmen müssen bis zur Verbesserung der Symptome und Anheben eines Blutzuckers auf >60 mg/dl (initial Kontrolle alle 10–15 min) öfter wiederholt werden. Es kommt initial zu schnellen und dramatischen erneuten BZ-Abfällen, man darf sich also von einem hohen Blutzucker nicht in Sicherheit wiegen lassen. Ist die Reaktion auf obige Maßnahmen unzureichend, eine massive Insulinüberdosierung möglich, Einnahme eines Sulfonylharnstoffs oder hat der Patient eine Gastroparese, gibt man nochmal glukosehaltige Getränke.

- **Therapie der mittelschweren Hypoglykämie**
(Patient kann noch schlucken)
- Limonade, Cola, Fruchtsaft: Dies entspricht einer Glukose 10%, 0,2 l = 20 g Zucker;
- falls die Glykogenspeicher leer sind, werden die 20 g Zucker gleich verbraucht, und es folgt ein erneuter Unterzucker; also gleich eine Scheibe Brot nachessen.
- 4 Dextroenergen mit Wasser: Sie sind besser als 8 Würfelzucker, weil reine Glukose schneller resorbiert wird.

Dem unkooperativen Patienten mit Verdacht auf eine Insulinüberdosis und bei protrahierter Hypoglykämie wird man zusätzlich **Glukose i.v.** geben.

- **Therapie der schweren Hypoglykämie**
- 5 x 10 ml Glukose 40% im Bolus, nicht selten zweizeitig bis 100 ml.
- Nach 1 x 10 ml ohne Effekt eine Hypoglykämie auszuschließen ist falsch.
- 10%-Glukoselösung 500 ml.
- Glukose 5–10%: Eine Dauerinfusion ist nach der Bolusgabe wichtig.
- Der Blutzucker sollte über 150 mg/dl (8,0 mmol/l) gehalten werden, und es kann Stunden dauern, bis die Speicher aufgefüllt sind oder die Wirkung von Sulfonylharnstoffen nachlässt.

Oder:
- Glukagon i.m. oder s.c.: Diese Maßnahme dauert wenige Minuten bis zum Blutzuckeranstieg durch Induktion der Glykogenolyse. Der Erfolg ist nicht immer sicher, denn:
  - Bei erhöhtem Insulinspiegel ist Glukagon kaum wirksam,
  - bei Alkoholismus oder Leberschaden wurde kein Glykogen aufgebaut, das zur schnellen Gegenregulation nötig wäre,
  - die Gegenregulation reicht bei protrahierten Verläufen nicht aus,
  - die Halbwertszeit von Glukagon ist kürzer als die des Insulins.

Erbrechen mit Aspirationsgefahr ist eine Nebenwirkung des Glukagons. Grundsätzlich ist eine Glukagongabe bei rezidivierenden schweren Hypoglykämien (◘ Tab. 9.3) bei jedem Typ-1-Diabetiker indiziert. Die

◼ Tab. 9.3 Prophylaxe der nächtlichen Hypoglykämie	
Lange wirksame Kohlenhydrate	Zur Spätmahlzeit Vollkornprodukte mit Resorptionsverzögerung durch Eiweiß oder Fett, z. B. Vollkornkeks mit Quark, Vollkornbrot mit Butter und Käse oder Schokolade 1–2 BE extra, falls um ~22.00 Uhr der BZ <120 mg/dl (6,7 mmol/l)
NPH-Insulin spätabends (~22.00 Uhr)	Wenn Nü-BZ niedrig, dann Dosis reduzieren Wenn Nü-BZ normal und BZ nach Frühstück überhöht (Somogyi), dann Dosis reduzieren und möglichst später injizieren
NPH-Insulin abends (~18.00 Uhr)	Eine etwaige Wirkungskumulation des NPH-Insulins vor dem Abendessen mit dem spätabendlichen NPH-Insulin um ~2.00 Uhr sollte bedacht werden
Lang wirksame Analoga oder Insulinpumpe	Sind zu erwägen, wenn nächtliche Hypoglykämien mit einem hohen Nü-BZ einhergehen (NPH-Wirkdauer zu kurz)
Körperliche Aktivität	Ab drei Stunden Aktivität Reduktion des NPH-Insulins zur Nacht um ca. 30%, BZ-Kontrolle, evtl. Zusatz-BEs

Angehörigen sollten zur Glukagoninjektion angewiesen werden.

9.6 Weitere Ursachen für eine Hypoglykämie

- **Gastrektomie**

Nach Gastrektomie entwickeln v. a. **Diabetespatienten ein Spät-Dumping-Syndrom** mit Unterzuckerung. Glukose flutet sehr schnell an. Die Darmpassage ist so schnell, dass die Resorptionsphase entsprechend kurz ist. Der Typ-1-Diabetiker kann dieses schnelle Anfluten kaum mit Insulin abdecken. Nach der kurzen Resorptionsphase von 1–2 Stunden hat er einen hohen Insulinspiegel über mindestens 4 Stunden und kein Kohlenhydratangebot mehr. Der Typ-2-Diabetiker erfährt durch den BZ-Anstieg eine überschießende Stimulation der Insulinsekretion. Diese Reaktion kommt allerdings zu spät, da die frühe enterale Stimulation der β-Zellen durch gastroduodenopankreatische Transmitter wegfällt. Nun liegen auch beim Typ-2-Diabetiker 2 Stunden nach der Mahlzeit hohe Insulinspiegel vor, und er hat keine Kohlenhydrate mehr zur Verfügung. Es kommt 1–2 Stunden postprandial zur Hypoglykämie.

Die **Prävention** des Dumping-Syndroms ist diätetisch:

- mehrere kleine Mahlzeiten: ca. 6- bis 8-mal/Tag;
- komplexe Kohlenhydrate, keine gezuckerten Limonaden oder Säfte;
- Kohlenhydrate reduzieren, kompensatorisch Eiweiß und Fett erhöhen;
- Ballaststoffe vermindern die Resorptionsgeschwindigkeit;
- Acarbose und Guar (wirken wie Ballaststoffe).

- **Funktionelle postprandiale Unterzuckerungen**

Diese sog. reaktiven Hypoglykämien nach 3–5 Stunden kommen nicht so ganz selten vor, auch mal bei Stoffwechselgesunden. Es gelten die gleichen Grundsätze wie oben. Eine pathologische Glukosetoleranz (OGTT) mit Hyperinsulinämie (C-Peptid) und einer unterdrückten Glukagonsekretion soll ausgeschlossen werden.

- **Insulinom**

❯ Das Insulinom ist eine sehr seltene Ursache. Erhöhte Proinsulin-, Insulinspiegel und ein hohes C-Peptid sowie wiederholte Nüchtern-Hypoglykämien sind richtungsweisend. Bei uns erwiesen sich 4 Verdachtsfälle nur zweimal als Insulinom, zweimal als Hypoglykämia factitia.

Und es gibt noch ganz was Seltenes:

❯ Insulinautoantikörper-IAA bilden Komplexe mit Insulin. Die Komplexe sind wirkungslos, und der gemessene Insulinspiegel steigt in enorme Höhen. Vom Labor wird dies als sehr hoher Insulinspiegel mit niedrigem C-Peptid und hohem Blutzucker angegeben. Und plötzlich dissoziieren diese Insulin-IAA-Komplexe und es kommt zu schweren Hypoglykämien.

Das Insulinom ist meist eine benigne solitäre Neoplasie. Da Proinsulin nicht immer vollständig gespalten wird, sagt ein normaler Nüchtern-C-Peptid-Spiegel nichts aus. Ein Hungerversuch über 24–72 Stunden mit Bestimmung von Proinsulin, Insulin und C-Peptid ab einem BZ-Niveau von 50 mg/dl (2,8 mmol/l) ist der entscheidende

◘ Tab. 9.4 Konservative Therapie des Insulinoms

Diazoxid, initial 3-mal 50 mg p.o.	Dies ist der erste Schritt. Eine Steigerung auf 3-mal 100 mg und höher ist unter Blutdrucküberwachung mitunter nötig. Häufig entwickeln sich Ödeme. Erfolg in 50% der Fälle
Thiaziddiuretika	Sie wirken gegen die Ödeme und haben eine diabetogene Wirkung. Thiazide potenzieren den hyperglykämischen Effekt des Diazoxids. Die Dosierung erfolgt nach Blutdruck und Volumenstatus
Lang wirksame Somatostatin-Analoga	Versuch kann erfolgreich sein. Es hemmt die Insulinsekretion, insbesondere das Analogon Pasireotid
Zytostatika	Sie sind indiziert bei metastasierendem Insulinom. Streptozotoxin ist β-zytotoxisch

diagnostische Schritt. Beim Insulinom zeigt sich im Hungerversuch eine autonome, d. h. nicht geregelte Freisetzung von Proinsulin, Insulin und C-Peptid trotz niedrigem Blutzucker (◘ Tab. 9.4).

Ist eine Operation aus verschiedenen Gründen nicht möglich oder muss man die Phase bis zur Operation überbrücken, so stehen Maßnahmen zur Prävention rezidivierender Hypoglykämien zur Verfügung. Eine operative Sanierung ist auch bei multiplen und multilokulären Insulinomen anzustreben. Bildgebung mit Sonografie, CT, Endosonografie und Radionuklidmethoden.

Laktatazidose

P. Hien et al., *Diabetes 1x1*,
DOI 10.1007/978-3-642-44976-5_10,
© Springer-Verlag Berlin Heidelberg 2014

Zur Laktatazidose kommt es meist bei Gewebsischämie, oft begleitend bei einer ketoazidotischen Entgleisung. Auch oft bei Senioren mit Exsikkose und Nierenversagen und Metformintherapie. Die Definition ist eine Laktatkonzentration >5 mmol/l und gleichzeitig ein erniedrigter ph-Wert (<7,36).

Es werden zwei Typen von Laktatazidosen unterschieden:

- **Typ-A-Laktatazidosen** mit verminderter Sauerstoffversorgung des Gewebes bei gestörter Gewebeperfusion infolge eines hypovolämischen, septischen oder kardiogenen Schocks oder einer schweren Hypoxämie anderer Genese, z. B. einer CO-Intoxikation oder Darmischämie.
- **Typ-B-Laktatazidosen** ohne eine primär gestörte Sauerstoffversorgung, jedoch vermehrter Laktatproduktion oder gestörter Laktatverwertung. Eine **Biguanid-induzierte Laktatazidose** ist als Typ-B-Laktatazidose zu klassifizieren.

Symptome der Laktatazidose
- Gastrointestinal: Übelkeit, Erbrechen, Inappetenz, akutes Abdomen
- Respiratorisch: kompensatorische Hyperventilation
- Kardiovaskulär: Eine Schocksymptomatik kann sowohl Ursache als auch Folge sein
- Zentralnervös: Unruhe, Verwirrtheit, Müdigkeit bis zum Koma

---

Biguanid-induzierte Laktatazidosen galten als selten; im Alter jedoch immer wieder. Biguanidassoziierte Lakatazidosen finden sich bei Nichtbeachten der Kontraindikationen einer Biguanidtherapie. Die Kontraindikationen sind:

- Kreatinin >130 μmol/l (>1,5 g/l);
- Erkrankungen, die mit einer Mangelperfusion und akuten Niereninsuffizienz einhergehen können, wie Exsikkose, Diarrhoe, hohes Fieber, schwere Infekte, Hypoxie, Schock;
- gravierende Leberfunktionsstörungen, Transaminasen über das Dreifache der Norm;
- Zustände mit Gewebehypoxie (z. B. instabile KHK, Myokardinfarkt, Lungenembolie, Sepsis);
- Herzinsuffizienz;
- Schwangerschaft, Reduktionskost, Infektionen, konsumierende Erkrankungen;
- Lebensalter >80 Jahre ist relativiert worden, entscheidend ist die Nierenfunktion;
- operative Eingriffe oder Angiographie oder andere Untersuchungen mit jodhaltigen Kontrastmitteln (48 h vorher absetzen, im Anschluss an den Eingriff darf die Therapie erst wieder angesetzt werden, wenn eine ungestörte Nierenfunktion belegt ist).

Die **Therapie der Laktatazidose** hat einige Besonderheiten (◻ Tab. 10.1). Die Laktatproduktion ist im Schock so ausgeprägt, dass eine Alkalisubstitution alleine die Azidose nicht ausgleichen kann. Die Natriumbelastung würde zu hoch werden. Azidose und Diurese bedingen massive Kaliumverluste, denen man rechtzeitig begegnen muss. Deswegen wird eine **Hämodialyse** mit Bikarbonatpuffer früh im Krankheitsverlauf angestrebt. Ein pH <7,0 und Laktatwerte >90 mg/dl gilt als absolute Indikation

■ **Tab. 10.1** Therapeutisches Vorgehen bei Laktatazidose

Vitalfunktionen	ABC-Regel
Ursachen beseitigen	Biguanid abgesetzt, die Mikrozirkulation gesichert (Schocktherapie), streuende Infektionsherde gesucht
Blutzucker	Einstellung mit Insulinperfusor; Insulin hemmt einen Teil der Laktatproduktion. Ausreichende Glukosezufuhr gewährleisten
Bikarbonat	Soll-pH >7,1: Gefahr einer Hypernatriämie, v. a. bei Patienten mit Nieren- und/ oder Herzinsuffizienz
Ketoazidose	Flüssigkeit, Elektrolyte, Insulin
Hämodialyse	Spätestens indiziert ab einem pH <7,0 oder Laktat >90 mmol/l. Die Hämodialyse filtriert Biguanide und Natrium
Kaliumabfall	Eine Azidose kaschiert den Kaliummangel
Hypothermie	Aufwärmen immer von zentral, am besten über die Beatmung. Periphere Aufwärmung bringt saure Valenzen in den Kreislauf
Andere	Herzinsuffizienz, Infarkt oder Lungenembolie können sowohl Folgen als auch Auslöser der Laktatazidose sein

zur Hämodialyse über einen Bikarbonatpuffer und ermöglichen auch die Elimination des Metformins. Eine Hypothermie ist häufig und muss durch zentrale Aufwärmung ausgeglichen werden. Bei stabilen Patienten, z. B. mit protrahierter Enteritis unter Biguanidtherapie und folgendem akuten Nierenversagen, ist aber bei leichteren Fällen auch die konservative Therapie ausreichend.

Auch bei Laktat über 100 mg/dl und niedrigem pH haben wir mit rascher Normalisierung der Nierenfunktion eine Besserung ohne Dialyse sehen können.

Umrechnung Laktat:

$$9 \text{ mg/dl} \triangleq 1 \text{ mmol/l}$$

Folgeerkrankungen des Diabetes mellitus

P. Hien et al., *Diabetes 1x1*,
DOI 10.1007/978-3-642-44976-5_11,
© Springer-Verlag Berlin Heidelberg 2014

Folgeerkrankungen des Diabetes mellitus.

Zum ersten die **Makroangiopathie** mit
- koronarer Herzerkrankung, Herzinfarkt und Herzinsuffizienz,
- zerebrovaskulärer Sklerose und Insulte,
- peripherer arterieller Verschlusskrankheit (pAVK) mit Claudicatio intermittens mit und ohne Schmerzsymptomatik und diabetischer Gangrän.

Zum anderen die **Mikroangiopathie** mit
- diabetischer Retinopathie und auch Makulopathie,
- diabetischer Nephropathie.
- Dann gibt es die **diabetische Neuropathie** (sensomotorisch, peripher und autonom).

Zu den **komplexen Syndromen** gehören
- das diabetische Fußsyndrom, mit vaskulären Störungen und Neuropathie,
- die arterielle Hypertonie als Ausdruck einer gestörten Endothelfunktion,
- die Dyslipidämie des Diabetespatienten, ebenfalls mit gestörter Endothelfunktion.

Durch den Diabetes sinkt die Lebenserwartung um 6 Jahre. Bereits in der 3.–5. Lebensdekade kommt diese **diabetesbedingte Übersterblichkeit** zum Tragen. Die mittlere Lebenserwartung bei D.m. Typ 2 mit schwerer Adipositas ist ab Diagnosestellung nur 8 Jahre; mit Muskelaufbau und deutlicher Gewichtsreduktion 15 Jahre.

◨ **Tab. 11.1** Risiko für Komorbiditäten für Diabetiker. (Mod. nach Leitlinien der DDG)

Erkrankung (Komorbidität)	Odds-Ratio
KHK	3,4
pAVK	3,2
Zerebrovaskuläre Erkrankungen	2,3
Arterielle Hypertonie	2,9
Nierenerkrankungen	4,7
Periphere Nervenerkrankungen	2,3

◨ **Tab. 11.2** Risiko für klinische Ereignisse beim Diabetiker. (Mod. nach Leitlinien der DDG)

Erkrankung (Komorbidität)	Odds-Ratio
Myokardinfarkt	Männer: 3,7 Frauen: 5,9
Herz-Kreislauf-Tod	Vor dem 30. Lebensjahr: 9,1 Nach dem 30. Lebensjahr: 2,3
Apoplex	2,4
Erblindung	5,2
Niereninsuffizienz	12,7
Amputation der unteren Extremität	22,2
Fußulzera	45

Die Häufigkeit von Begleit- und Folgekrankheiten (◘ Tab. 11.1 und ◘ Tab. 11.2) bei Menschen mit Typ-2-Diabetes ist:

— 75% Bluthochdruck,
— 12% Diabetische Retinopathie,
— 11% Neuropathie,
— 9,0% Herzinfarkt,
— 7,5% periphere Arterielle Verschlusskrankheit (pAVK),
— 5,0% Schlaganfall,
— 3,3% Nephropathie (Niereninsuffizienz),
— 2,0% diabetisches Fußsyndrom,
— 1,0% Amputation,
— 0,3% Erblindung.

Eine Risikoreduktion ist durch Optimierung der Blutzuckereinstellung, durch regelmäßige körperliche Aktivität, Muskelaufbau, gesunde Ernährung, **Blutdruckeinstellung** und Korrektur der **Dyslipidämie** zu erreichen, wesentlich ist das Vermeiden des **Inhalationsrauchens**.

Je konsequenter die ICT beim Typ-1-D.m. im Krankheitsverlauf zum Einsatz kommt, desto günstiger ist der Langzeiterfolg. Je früher im Krankheitsverlauf eine gute Stoffwechselkontrolle erreicht wurde, umso länger war dieser positive Effekt selbst bei einer nachfolgenden Stoffwechselverschlechterung zu beachten. Dieses Phänomen wird als »Glukosegedächtnis« oder auch als »Legacy Effect« bezeichnet.

Risikoreduktionen durch die ICT bei DM1

Die intensivierte Insulintherapie (ICT) in DCCT/EDIC reduzierte bei Typ-1-Diabetikern

- das Risiko für das Auftreten einer relevanten Retinopathie (Primärprävention) um 70–80%,
- das Risiko für das Fortschreiten einer bekannten Retinopathie (Sekundärprävention) um 50–60%,
- das Risiko für das Auftreten einer diabetischen Nephropathie (Primärprävention) um 60%,
- das Risiko für das Auftreten einer Neuropathie (Primärprävention) um 70–80%,
- das Risiko einer koronaren Herzerkrankung (Primärprävention) um 40–50%.

Die intensivierte Diabetestherapie sowie die verbesserte Blutdruckeinstellung führten in der UKPDS bei einer Beobachtungszeit über zehn Jahre ebenfalls zu einer signifikanten Risikoreduktion beim Typ-2-Diabetes (◻ Tab. 11.3); aber mit einer recht unguten Gewichtszunahme von 10 kg!

Auffällig ist beim DM2, dass die Risiken um ein Vielfaches erhöht sind, die Therapie aber nur eine Verbesserung von wenigen Prozent bringt. Dies deckt sich mit dem Gefühl vieler Ärzte, dass man beim adipösen Typ-2-D.m. meist zu wenig erreicht. Die entscheidende Trennlinie zwischen frustrierendem Nichterfolg und einem guten Ergebnis sind Gewichtsreduktion und Muskelaufbau.

Drei große Untersuchungen (**ADVANCE-, ACCORD-, VADT-Studien**) an älteren Typ-2-Diabetespatienten mit einer bereits langen Laufzeit des Diabetes demonstrier-

◘ **Tab. 11.3** Risikoreduktion beim Typ-2-Diabetes durch intensivierte Diabetestherapie und verbesserte Blutdruckeinstellung (Ergebnisse der UKPDS bei einer Beobachtungszeit von 10 Jahren)

Komplikation	RR systol (−10 mmHg) (%)	HbA$_{1c}$ (−1%) (%)
Tod	12–18	15–24
Folgeerkrankungen	10–14	17–24
Myokardinfarkt	7–14	8–21
Mikrovaskuläre Komplikationen	10–16	33–41

ten, dass das Ziel einer normnahen Blutzuckereinstellung bei diesen Patienten mit einer über einen längeren Zeitraum unzureichend durchgeführten Stoffwechselkontrolle und bereits bestehenden Folgekomplikationen sogar zu vermehrten Komplikationen bis hin zu einer erhöhten Mortalität führen kann. Also trotz deutlich verbesserter Stoffwechsellage kein Vorteil durch eine intensivierte Therapie. Es ist wohl so, dass Unterzuckerungen bei schwerer Makroangiopathie die Prognose (KHK, Herzinfarkt, Schlaganfall, Demenz, fatale Arrhythmien) wesentlich verschlechtern!

Es gibt Patienten, die trotz guter Einstellung früh Komplikationen erleiden; andere mit ausgeprägter Hyperglykämie wiederum zeigen dies Folgeerkrankungen erstaunlich spät. Ganz wesentlich scheint aber die **Muskelmasse** zu sein. Einerseits schützt sie vor massiven BZ-Spitzen und auch vor Unterzuckerungen durch die

Autoregulation. Sie reduziert bekanntermaßen kardiale, zerebrale und vaskuläre Erkrankungen. Sie schützt vor einer subklinischen Inflammation (Stichwort: hs-CRP). Sie hat wohl auch eine immunstärkende Wirkung; u.a. ist dann die Rate von Neoplasien wesentlich geringer. Ein sehr versierter Diabetologe sagte vor 30 Jahren: »Interessant ist: Wir sehen kaum Menschen mit starker Muskulatur, die diabetische Folgeerkrankungen entwickeln.« Muskelaufbau und eine deutliche Gewichtsreduktion reduzieren die Risiken um ca. 50%.

11.1 Makroangiopathie

Das Risiko einer Arteriosklerose ist bei Diabetikern um das 5-Fache erhöht. **Pathogenetisch** spielen Blutzuckererhöhung, Hypertonie und Lipidprofil eine Rolle. Zudem »advanced glycation end products« (AGE), oxidativer Stress, lokale Zytokine und Wachstumsfaktoren sowie Proteinkinase-C-Aktivierung.

Krankheitsbilder der diabetischen Makroangiopathie sind:
- periphere Arterielle Verschlusskrankheit mit Claudicatio intermittens und diabetischer Gangrän,
- Zerebralsklerose und zerebrale Insulte,
- KHK und Herzinfarkt, oft als stiller Infarkt bei autonomer Neuropathie,
- Arteriosklerose des Intestinums, z. B. Nierenarterien, Mesenterialarterien,
- erektile Dysfunktion.

11.1.1 Periphere Arterielle Verschluss-krankheit (pAVK)

Klinik

Klassisches Symptom die Claudicatio intermittens (»Schaufensterkrankheit«), ein beim Gehen zunehmender Schmerz im Bereich der Wade, aber auch am Oberschenkel und im Gesäß. Zum Klaudikationsschmerz oft noch Parästhesien bei Neuropathie. 75% der Patienten mit schwergradiger pAVK geben keine Beschwerden an!

Stadieneinteilung der PAVK

Die Stadieneinteilung nach Fontaine I–IV hat sich auch für Diabetespatienten bewährt:

- I: asymptomatische AVK
- II: Claudicatio intermittens
  - bei Gehstrecke >200 Meter (Stadium IIa)
  - bei Gehstrecke <200 Meter (Stadium IIb)
- III: Ruheschmerzen
- IV: Nekrose, Gangrän
  - IVa: trophische Störung, trockene Nekrosen
  - IVb: bakterielle Infektion der Nekrose, feuchte Gangrän

Untersuchungen

Inspektion, Ertasten der Bein- und Fußpulse und Auskultation (Stenosegeräusche). Bei der Duplexuntersuchung sieht man die Gefäße. Mit der Stiftsonde wird der Arteriendruck im Knöchelbereich mit dem Druck am Oberarm verglichen. Bei Gesunden ist der Knöcheldruck im Liegen leicht höher als der systolische Oberarmblutdruck, also Doppler-Index ca. 1,1. Invasive angiologische Untersuchungen sind zur weiteren Abklärung und zur weiteren Planung bezüglich eines interventionellen Vorgehens angezeigt (DSA, intraarteriell; CT- und MRT-Angiographie).

> **Der Doppler-Index**
> — >1: gesund
> — 0,75–1,0: leichtgradige arterielle Durchblutungsstörung
> — 0,5–0,75: mittelgradige arterielle Durchblutungsstörung
> — <0,5: hochgradige arterielle Durchblutungsstörung

Die **Mediasklerose** findet sich bei 10% der Diabetiker. Es kommt zu spangenförmigen Verkalkungen und Verknöcherungen der Tunica media. Bei Vorliegen einer Mediasklerose ist die Bewertung des Doppler-Index meist eingeschränkt.

> **Praxistipp**
>
> Man kann den Druck auch über Beinanheben messen, also Erlöschen des Flussgeräusches bei Anheben des gestreckten Beins. Beinhöhe in cmH20 (umgerechnet in mmHg) korreliert mit invasiv gemessenen Drücken.

◘ Tab. 11.4 Konservative Therapiemaßnahmen bei pAVK

Therapiemaßnahme	Anmerkung
Optimale Diabetes-einstellung	Gabe von ASS 100–300 mg/Tag, bei Unverträglichkeit Gabe von Clopidogrel 75 mg/Tag
Korrektur der Dyslipidämie	Statingabe, hoch dosiert
I.v.-Infusion von Prostavasin	Alprostadil 1 Amp. in 100 NaCl 2-mal/Tag steigern bis 2 Amp. in 100 NaCl 2-mal/Tag
Antikoagulation	Passager bei akuten Verschlüssen und konservativer Therapie, dauerhaft bei rezidivierenden Embolien
Bei Entzündung Antibiose	Beispielsweise Amoxycillin/Clavulansäure i.v
Schmerztherapie	Sequenz Schmerz-Adrenalin-Vasokonstriktion
Weitere Maßnahmen	Ausreichende Hydrierung Tieflagerung der Extremität Watteverbände Zunächst Entlastung der Extremität

Internistische Therapie

Konservative Therapiemaßnahmen bei pAVK führt ◘ Tab. 11.4 auf.

Die Wirksamkeit sog. vasoaktiver Substanzen im Stadium II nach Fontaine der pAVK ist umstritten. Im Stadium III und IV sind Prostanoide angezeigt, Cilostazol im Stadium II scheint hilfreich zu sein.

Bei Verschlüssen sind interventionelle Verfahren wie eine Thrombendarteriektomie oder auch Bypassverfahren sowie Dilatationsverfahren indiziert. Periphere Ulzera heilen nach der Rekanalisation besser ab.

11.1.2 Koronare Herzkrankheit

Bei Diabetikern treten sehr häufig stumme Ischämien und Infarkte auf, Morbidität und Mortalität sind deutlich erhöht. Die Reperfusionsrate nach einer Lysebehandlung ist geringer und das Restenoserisiko nach perkutaner Koronarangioplastie (PTCA) erhöht. Zusätzlich sind die Langzeitergebnisse nach kardiologischen Interventionen bei Diabetespatienten generell schlechter.

> **❯** **Eine KHK kann gerade bei Diabetespatienten mit autonomer Neuropathie des Herzens über lange Zeit asymptomatisch sein. Bei Diabetikern muss man in ca. 10% der Fälle, mit einem stummen Herzinfarkt rechnen.**

Da Diabetiker – bedingt durch eine periphere und autonome Neuropathie – bezüglich der KHK oft nicht symptomatisch sind und weil das Belastungs-EKG eine geringe Sensitivität hat, sollte man früh über eine bildgebende oder interventionelle Diagnostik nachdenken. Hierzu gehören auf der ersten Stufe Stressechokardiographie und Myokardszintigraphie. Erwägen kann man auch ein Kardio-MRT mit Bestimmung des »late enhancement«.

Die BARI 2D-Studie zeigte bei stabiler Angina pectoris keine Unterschiede zwischen früher Revaskularisation und einem konservativen Vorgehen (v.a. inkl. Training), vergleichbare Überlebensraten von 88,3% und 87,8% (p=0,97). Es ist zu schließen, dass die Vorteile der Koronarangiografie erst bei einer Akut-Symptomatik (ACS) oder Crescendo-Symptomatik gegeben sind. Allerdings wird das nicht so gehandhabt, weil gerade beim Diabetiker Symptomatik und Schweregrad nicht korrelieren.

Ebenfalls bei Diabetes ein erhöhtes Risiko für das Auftreten von Herzinsuffizienz, Vorhofflimmern und Arrhythmien bis zum plötzlichen Herztod; das Schlaf-Apnoe-Syndrom ist bei Adipositas zu bedenken.

11.1.3 Schlaganfall

Hauptrisikofaktor für den Schlaganfall sind arterielle Hypertonie und Vorhofflimmern. Der Diabetes mellitus steigert dies noch einmal um das 2- bis 4-Fache.

Bei unspezifischen Zeichen (»Präapoplex«) kommt es bei jedem dritten Patienten innerhalb der nächsten sieben Tage zu einem Schlaganfall. Auch bei einem passageren Ereignis, eine TIA ist ein Notfall, sollte sofort ohne Zeitverzögerung eine neurologische Abklärung erfolgen.

Bei Vorliegen eines Schlaganfalls ohne Blutungsnachweis in der CCT/MRT erfolgt, nach Abklärung der Kontraindikationen, eine schnellstmögliche Lysetherapie, die bis zu 4,5 h nach den ersten Symptomen möglich ist. Antikoagulation bei Vorhofflimmern, Kontrolle der Glukose (Therapieziel BZ-Werte stabil um 100–150 mg/dl und strikte Vermeidung von Hypoglykämien) und Blutdruckkontrolle (RR-Senkung erst über 220/110 mmHg, auf der Intensivstation erst über 180/100 mmHg).

Die **Duplex-Untersuchung der A. carotis** ist ein »Schaufenster« für den makroangiopathischen Gefäßstatus (»Intima-Media-Dicke« und Plaques). Bei der Behandlung symptomatischer Karotisstenosen 70–99% bleibt weiterhin der therapeutische Goldstandard die operative Karotisendarteriektomie.

Die Therapie einer **Hirnblutung** ist abhängig von der Größe und dem Ort der Blutung. Kleinere Blutungen werden in der Regel überwacht, größere werden mitunter, nach individueller Einschätzung, mit dem Ziel der Druckentlastung operiert.

11.2 Mikroangiopathie

11.2.1 Diabetische Retinopathie und Makulopathie

Im Mittel findet sich bei 40% aller Typ-1-Diabetiker eine Retinopathie. 95% der Typ-1-Diabetiker haben nach 20 Jahren Diabetesdauer eine Retinopathie. Insgesamt erblinden 2–4% aller Typ-1-Diabetiker. 35% der Typ 2-Diabetiker haben bei Diagnosestellung bereits eine Retinopathie.

Sobald Visusausfälle, Schleiersehen, Verschwommensehen oder gar ein roter Vorhang auftreten, ist die Retinopathie sehr weit fortgeschritten. Eine Verbesserung der Stoffwechsellage sollte bei schlecht eingestellten Diabetikern mit einer proliferativen Retinopathie schrittweise über 2–3 Monate erfolgen. BZ-Werte von 150–250 mg/dl (8,3–14,0 mmol/l) werden zunächst akzeptiert. Zu rasche Veränderungen können das Fortschreiten der Retinopathie verstärken.

Pathogenese der Retinopathie

- Mikroangiopathie führt zu Rarefizierung des Kapillarnetzes
- Gefäßdegeneration mit Ausbildung von Mikroaneurysmen
- Verschlüssen und Mangelperfusion
- Sauerstoffmangel ist der Stimulus für die Gefäßproliferation
- Mikroinfarkte, Kapillardurchlässigkeit, Exsudate, »Cotton-wool-Spots«
- Fettablagerungen mit Verkalkung, sog. harte Exsudate
- Die Gefäßproliferation überwuchert die Retina und bildet Shunts und Aneurysmen
- Arteriovenöse Shunts führen zu dilatierten Venen und weiterer Mangelversorgung der Retina
- Steal-Phänomene führen zu Infarkten und Narben
- Netzhautablösungen sind Folge einer Desintegration der Retina durch Ischämie, Vernarbung, Narbenzug sowie Einsprossung von Gefäßen in den Glaskörper
- Glaskörpereinblutungen sind die Folge von hämorrhagischen Infarkten, erhöhter Gefäßpermeabilität und/oder rupturierten Aneurysmen
- Gefäßproliferationen bis in die Iris führen zum Sekundärglaukom
- Makulopathie mit Ödem oder Einblutung (◘ Abb. 11.1)

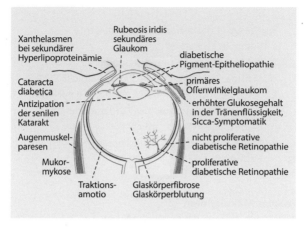

Xanthelasmen
bei sekundärer
Hyperlipoproteinämie

Cataracta
diabetica

Antizipation
der senilen
Katarakt

Augenmuskel-
paresen

Mukor-
mykose

Rubeosis iridis
sekundäres
Glaukom

Traktions-
amotio

Glaskörperfibrose
Glaskörperblutung

diabetische
Pigment-Epitheliopathie

primäres
Offenwinkelglaukom

erhöhter Glukosegehalt
in der Tränenflüssigkeit,
Sicca-Symptomatik

nicht proliferative
diabetische Retinopathie

proliferative
diabetische Retinopathie

◻ **Abb. 11.1** Manifestationen und Komplikationen des Diabetes mellitus am Auge. (Mod. nach Ruprecht u. Naumann 1997)

Regelmäßige Augenuntersuchungen:
— Sehschärfe,
— vorderer Augenabschnitt,
— Augendruck (bei schwerer nichtproliferativer oder proliferativer Retinopathie, bei Rubeosis iridis),
— Augenhintergrund mit binokular-biomikrosko-pischer Funduskopie (bei erweiterter Pupille).

Die **diabetische Makulopathie** ist nur erkennbar durch binokular-biomikroskopische Untersuchung durch den Ophthalmologen.

Stadien der diabetischen Retinopathie
1. Keine Retinopathie
2. Milde, nichtproliferative Retinopathie (NPDR)
3. Mäßige, nichtproliferative Retinopathie (NPDR)
4. Schwere, nichtproliferative Retinopathie (NPDR)
5. Proliferative Retinopathie (PDR) mit oder ohne diabetische Makulopathie
6. Späte, fortgeschrittene Stadien der diabetischen Retinopathie (PDR)

Fokales Makulaödem

Beim »klinisch signifikanten« Makulaödem handelt es sich um ein visusbedrohendes Stadium, hier ist eine Laserbehandlung am hinteren Pol durchzuführen (zentrale Laserkoagulation). Hierbei liegen die Veränderungen ganz oder teilweise innerhalb eines Papillendurchmessers von der Foveola (Sehgrube) entfernt.

- **Diffuses Makulaödem**

Hierbei handelt es sich um ein Ödem und harte Exsudate am gesamten hinteren Augenpol mit massiver Leckage. Der Visus ist in der Regel deutlich herabgesetzt.

- **Ischämische Makulopathie**

Ausgedehnter Perfusionsausfall des Kapillarnetzes um die Sehgrube. Die Visusprognose ist meist sehr schlecht. Eine Diagnose ist nur mittels Fluoreszenzangiographie möglich.

Retinopathie bei Diabetes mellitus Typ 1
— Augenarzt-Kontrollen ab dem 5. Erkrankungsjahr oder ab dem 11. Lebensjahr einmal pro Jahr
— Retinopathie ist vor der Pubertät sehr selten
— Wenn keine Retinopathie vorliegt, einmal jährlich Kontrolle
— Bei Vorliegen einer Retinopathie mach Maßgabe des Arztes

Retinopathie bei Diabetes mellitus Typ 2
— Bei Diagnosestellung
— Danach einmal jährlich Kontrolle
— Bei Retinopathie Kontrolle meist nach bestimmten Intervallen (◻ Tab. 11.5)

Es gibt Hinweise, dass die Gruppe der Statine einen positiven Effekt auf das mikrovaskuläre Bett des Auges haben kann. Ebenso wirkt sich möglicherweise eine Therapie mit ACE-Hemmern oder AT1-Blockern günstig auf die Verlangsamung des Fortschreitens der Retinopathie aus. Die Blockade der Wirkungen von VEGF (Vascular Endothelian Growth Factor), einem Mediator der diabetischen Augenerkrankung, stellt ein neues Therapieverfahren zur Hemmung des Gefäßwachstums dar. Die intravitreale Gabe von VEGF-Antagonisten ist inzwischen in der Ophthalmologie im Einsatz – in Ergänzung zur Laserbehandlung und zur vitreo-retinalen Chirurgie.

◻ **Tab. 11.5** Augenärztliche Kontrollintervalle

Retinopathiestadium	Intervall
Diabetes mellitus ohne diabetische Retinopathie	12 Monate
Diabetes mellitus mit milder nichtproliferativer Retinopathie	6 Monate
Diabetes mellitus mit mäßiger nichtproliferativer Retinopathie	6 Monate
Diabetes mellitus mit schwerer nichtproliferativer Retinopathie	3 Monate
Diabetes mellitus mit proliferativer Retinopathie	3 Monate
Klinisch signifikantes Makulaödem	2–3 Monate
Häufigere Kontrollen bei Stoffwechselentgleisung	
Häufigere Kontrollen bei schwerer arterieller Hypertonie	
Schwangerschaft: möglichst vor geplanter Konzeption, ansonsten umgehend bei Diagnose GDM	
In der Schwangerschaft	3 Monate, bei Retinopathie monatlich

11.2.2 Nephropathie

Die **diabetische Nephropathie** ist gekennzeichnet durch eine abnehmende glomeruläre Filtration und erhöhte Durchlässigkeit für Albumin (◻ Tab. 11.6, ◻ Tab. 11.7). Pathogenetisch liegt der diabetischen Nephropathie die

◼ **Tab. 11.6** Stadieneinteilung der diabetischen Nephropathie nach Mogensen (GFR = glomeruläre Filtrationsrate; Np = Nephropathie; RPF = renaler Plasmafluss)

Stadium		Zeitverlauf (Typ 1)	Charakteristische Symptome	Prognose
I	Hypertrophie-Überfunktion	Bei Diabetesmanifestation	Große Nieren, RPF und GFR erhöht	Reversibel
II	Stadium der klinischen Latenz	2–5 Jahre	Verdickung der kapillaren Basalmembran, Ausweitung des Mesangiums	Bedingt reversibel
III	Beginnende Np	5–15 Jahre	Mikroalbuminurie, Anstieg des Blutdrucks	Progression kann gestoppt werden
IV	Klinisch manifeste Np	10–25 Jahre	Persistierende Proteinurie, RPF und GFR abnehmend, Hypertonie in ca. 60%	Progression kann gebremst werden
V	Niereninsuffizienz	15–30 Jahre	Serum-Kreatinin erhöht, Hypertonie in ca. 90%	Irreversibel

Verdickung der glomerulären Basalmembran und die Hyalinose der Arteriolen zugrunde. Pathologisch sieht man die noduläre Glomerulosklerose vom Typ Kimmelstiel-Wilson.

◻ **Tab. 11.7** Stadien der diabetischen Nephropathie (Neu-Klassifikation). (Mod. nach Leitlinien der DDG)

Stadium/ Beschreibung	Albumin-ausscheidung (mg/L)	Kreatinin-Clearance (ml/min)	Bemerkungen
1. Nierenschädigung mit normaler Nierenfunktion			S-Kreatinin im Normbereich Blutdruck im Normbereich steigend oder Hypertonie Dyslipidämie, raschere Progression von KHK, AVK, Retinopathie und Neuropathie
a Mikroalbuminurie	20–200	>90 ml/min	
b Makroalbuminurie	>200		
2. Nierenschädigung mit Niereninsuffizienz			S-Kreatinin grenzwertig oder erhöht
a Leichtgradig	>200	60–89	Hypertonie, Dyslipidämie, Hypoglykämie-Neigung
b Mäßiggradig		30–59	
c Hochgradig	abnehmend	15–29	Rasche Progression von KHK, AVK Retinopathie u. Neuropathie Anämie-Entwicklung, Störung des Knochenstoffwechsels
d Terminal		<15	

30–40% der Dialysepatienten sind zuckerkrank, mit steigender Tendenz. Bei etwa 50% der Typ-1- und Typ-2-Diabetiker kommt es nach 25 Jahren zur Proteinurie und in der Folge meist innerhalb von 10 Jahren zur terminalen Niereninsuffizienz.

Die kardiovaskuläre Mortalität ist bei Patienten mit Proteinurie um ein Mehrfaches erhöht, da die Risikofaktoren Arteriosklerose, Hypertonie und Dyslipidämie durch die Nierenbeteiligung zusätzlich begünstigt werden.

> Eine intensivierte Insulintherapie und normoglykämische Einstellung reduziert das Risiko, eine Nephropathie zu entwickeln, um etwa 60%. Die Progredienz der Nephropathie zum Nierenversagen wird durch eine intensivierte Insulintherapie und eine gute Blutdruckeinstellung gebremst oder zumindest verlangsamt.

Albuminurie-Screening

Die Screening-Untersuchungen auf **Vorliegen einer Albuminurie** sollte bei Patienten mit Typ 1 fünf Jahre nach Diagnosestellung, bei Patienten mit Typ 2 bei Diagnosestellung und dann in jährlichen Abständen erfolgen.

Die **Screening-Untersuchungen** erfolgen bei normaler Flüssigkeitszufuhr (1,5–2 l) im

a. 24-Stunden-Urin,
b. Morgenurin, direkt nach dem Aufstehen,
c. Spontanurin,
d. ersten Morgenurin mittels Schnelltest (Micraltest 2, Micralbu-Stix).

◨ **Tab. 11.8** Definition der Mikroalbuminurie

Bei 24-Stunden-Urinsammlung	30–300 mg/Tag
Bei befristeter Urinsammlung	20–200 µg/min
Bezug auf Urin-Kreatinin	
Frauen	30–300 mg/g U-Kreatinin
Männer	20–200 mg/g U-Kreatinin
Konzentrationsmessung bei Kindern bezogen auf 1,73 m² Körperoberfläche	20–200 mg/l

Sind 2 von 3 Proben innerhalb von 2–3 Wochen positiv, liegt eine Albuminurie vor (◨ Tab. 11.8).

- **Aufbewahren der Urinprobe**

Bei Raumtemperatur für maximal 72 Stunden, ansonsten gekühlt (+2°C bis +8°C) bis zu zwei Wochen. Eine Trübung (durch Ausfällen von Salzen) stört die Bestimmung nicht.

- **Nichtverwertbarkeit**

Ein Albuminurietest ist unter folgenden Bedingungen nicht verwertbar:
- BZ↑↑,
- starke körperliche Anstrengung,
- Harnwegsinfekte,
- RR↑↑,
- dekompensierte Herzinsuffizienz,
- akute fieberhafte Infekte,
- operative Eingriffe,

- schwere Stoffwechselentgleisung,
- Albumin postrenalen Ursprungs,
- Schwangerschaft.
- ◘ Tab. 11.9 zeigt nephrologische Differenzial-
  diagnosen.

◘ **Tab. 11.9** Nephrologische Differenzialdiagnosen.
(Mod. nach Thaiss et al. 2001)

Symptomatik	Differenzialdiagnose
Auftreten der Nephropathie zeitlich vor dem zu erwartenden Beginn der diabetischen Nephropathie	Jede andere Nierenerkrankung
Funktionsverschlechterung der Nephropathie rascher als erwartet	Jede andere Nierenerkrankung
Nephritisches Urinsediment	Jede (rapidprogressive) Glomerulonephritis
Große Proteinurie	Minimalläsion Membranöse Glomerulonephritis Nierenbeteiligung bei Amyloidose Nierenbeteiligung bei Lupus erythematodes
Hämaturie	IgA-Glomerulonephritis Urologische Komplikationen Papillennekrose Steine Urothelkarzinom Blasenkarzinome

Wichtig sind bei der Nephropathie:

- Bestimmung Kreatinin und GFR,
- Sonographie der Nieren,
- 24-h-Blutdruckmessung,
- Augenhintergrunduntersuchung,
- EKG und Ergometrie,
- Labor: Lipide, Blutbild,
- Neuropathie und pAVK-Diagnostik.

Therapeutisch sind bei Nephropathie wesentlich:

- normnahe BZ-Führung,
- Blutdruck im niedrig-normalen Bereich,
- Eiweißzufuhr im unteren Bereich,
- Vermeiden einer Anämie (Eisen etc.),
- Beendigung des Rauchens.

■ **Diabeteseinstellung bei Nephropathie**

50–60% der insulinpflichtigen Diabetiker entwickeln eine Nephropathie. Eine normnahe Einstellung reduziert das Risiko in zehn Jahren um die Hälfte. Im Stadium der Mikroalbuminurie kann ein Fortschreiten noch gestoppt werden; im Stadium der Makroalbulinurie kann man den Progress zumindest verlangsamen. Bei den oralen Antidiabetika ist das Ausmaß der Nierenfunktionseinschränkung GFR zu berücksichtigen. Beim adipösen Typ-2-Diabetiker sind langfristig die Gewichtsreduktion und der Muskelaufbau wesentlich.

Röntgenkontrastmittel bei Nephropathie

Vorsicht mit der Kontrastmittelgabe bei Nephropathie: Röntgenkontrastmittel (RKM) können bei Patienten mit Nephropathie ein akutes Nierenversagen auslösen.

Patienten mit diabetischer Nephropathie sollten vor einer Kontrastmitteluntersuchung gut hydriert werden, ggf. befristetes Absetzen von Diuretika, ggf. auch passager Pause von ACE-Hemmern und AT_1-Blockern. Furosemid sollte nicht eingesetzt werden, da es zu einer akuten Verschlechterung der Nierenfunktion führen kann; NAC hat wahrscheinlich keinen Nutzen, durch veränderte Kreatininrückresorption nur sog. Krea-Kosmetik.

Die Kreatininanstiege nach RKM treten in der Regel innerhalb von drei Tagen nach Exposition auf. Spätere Kreatininanstiege sind in der Regel auf die differenzialdiagnostisch zu beachtende embolische Nephropathie oder eine Verschlechterung der Grundkrankheiten zurückzuführen.

ⓘ Kreatinin 2–3 mg/dl (177–265 µmol/l): KM möglichst vermeiden. Wenn, dann wird die KM-Dosis möglichst gering gewählt. Nur nichtionische Kontrastmittel sind i.v. erlaubt. Der Patient wird vor der Infusion von Kontrastmitteln gut hydriert, danach folgen Kreatininkontrollen; Metformin zuvor immer absetzen. Auch MRT-Kontrastmittel haben bei eingeschränkter Nierenfunktion: ab GFR <30 ml/min eine strenge Indikationsstellung.

ⓘ Kreatinin >3 mg/dl (>265 µmol/l) plus Proteinurie: Alle intravenösen Kontrastmittel sind kontraindiziert. Ist eine Kontrastmitteluntersuchung absolut unumgänglich, wird vorher und nachher sehr gut gewässert. Eine gute Ausscheidung wird ggf. durch Furosemid sichergestellt. ACE-Inhibitoren temporär absetzen, Metformin zuvor immer absetzen.

Prophylaxe einer RKM-induzierten Nieren-funktionsverschlechterung oder eines Nieren-versagens

- Die Hydration ist die einzige prophylaktische Maßnahme auf höchstem Evidenzniveau.
- 0,9% NaCl 1 ml/kg KG/h 12 Stunden vor und 12 Stunden nach der KM-Applikation.
- Unter der Infusion ist auf die Urinausscheidung zu achten.
- Nur bei symptomatischer Überwässerung (z. B. 10 mg Furosemid i.v.).
- Die routinemäßige Beimischung eines Diuretikums ist nicht indiziert.

Nephropathie und Hypoglykämiegefahr

Sie ist bedingt durch eine verminderte Glukoneogenese; mit zunehmender Niereninsuffizienz fällt der Insulinbedarf deutlich. Ursachen sind die reduzierte renale Insulinausschediung; eine verminderte Glukoneogenese (insbesondere renal, aber auch hepatisch), Anorexie und die fallende Muskelmasse bei Niereninsuffizienz. Bei beginnender Nephropathie besteht zuerst oft eine erhöhte Insulinresistenz der Muskulatur. Der Insulinbedarf ist dadurch zunächst erhöht und fällt mit einer fortschreitenden Niereninsuffizienz wieder ab.

Nierenersatztherapie

Die Verfahren der Nierenersatztherapie sind beim Diabetiker früher als beim Nichtdiabetiker zu beginnen. Bewährt hat sich deshalb eine frühe interdisziplinäre

Versorgung der Betroffenen bereits ab einem Serumkreatinin von 1,5 mg/dl (133 µmol/l).

Ab einer Niereninsuffizienz im Stadium 4 mit einer GFR <30 ml/min sollten die Patienten auf eine Dialysebehandlung vorbereitet werden. Der Beginn der Dialysebehandlung wird dann letztlich von der Symptomatik abhängig gemacht.

Die frühzeitige **Nierentransplantation**, am besten simultan mit einer **Pankreastransplantation**, wäre der Idealfall, der nur 5–10% der Patienten ermöglicht werden kann; drei Viertel dieser Patienten werden wieder arbeitsfähig mit deutlich verbesserter körperlicher Leistungsfähigkeit und Lebensqualität.

11.3 Diabetische Neuropathie

Einteilung der diabetischen Neuropathie nach Thomas und Tomlinson (1993)
Symmetrische Neuropathien
- Sensible und sensomotorische Neuropathie
- Autonome Neuropathie
- Symmetrische proximale Neuropathie der unteren Extremität

Fokale und multifokale Neuropathien
- Kraniale Neuropathien
- Mononeuropathien des Stammes (Radikulopathie) und der Extremitäten
- Asymmetrische proximale Neuropathie der unteren Extremitäten (diabetische Amyotrophie)

Die diabetische Neuropathie ist eine der häufigsten Folgeerkrankungen und tritt bei etwa jedem vierten Diabetiker auf. Bevorzugt sind hierbei die Nerven in den Beinen betroffen.

Die Risikomerkmale einer diabetischen Neuropathie sind:

— Alter, Gewicht, insbesondere viszerale Adipositas,
— Diabetesdauer und Güte der Blutzuckereinstellung,
— arterielle Hypertonie,
— Dyslipidämie,
— bestehende Nephropathie und/oder Retinopathie,
— bestehende Arteriosklerose,
— Mediasklerose vom Typ Mönckeberg,
— Nikotinabusus und Alkoholmissbrauch.

Differenzialdiagnostisch sollten abgegrenzt werden

— Toxine (Alkohol),
— Urämie,
— Infektionen (z. B. HIV, Lues, Borreliose),
— Hypothyreose,
— Medikamentennebenwirkungen (zytotoxische Substanzen, INH, Vitamin-B12-Mangel unter Metformintherapie),
— maligne Erkrankungen.

11.3.1 Periphere Neuropathie

Die mit Abstand häufigste Form der peripheren diabetischen Neuropathie (PDN) ist die sensible, symmetrische, distale Neuropathie (◘ Tab. 11.10, ◘ Tab. 11.11).

◻ **Tab. 11.10** Formen der peripheren diabetischen Neuropathie (PDN)

Sensible, symmetrische distale Polyneuropathie	Langsam fortschreitende Entwicklung beidseits Strumpf- oder handschuhförmig, mit herabgesetzter - Berührungssensibilität - Schmerzsensibilität - Temperatursensibilität - Vibrationssensibilität - Tiefensensibilität Autosympathektomie mit - Hyperperfusion - trophischen Störungen - Hyperästhesien, z. T. schmerzhaft - Parästhesien
Motorische, symmetrische, distale Neuropathie	Meist kombiniert mit sensibler PDN Bevorzugte Ausfälle im Peroneusbereich (die oft auf die Lagerung bei Operationen zurückgeführt werden)
Proximale Mononeuropathie	Akut oder subakut mit Schwäche bis zur vollständigen Parese Oft mit Schmerzen (z. B. Orbitaschmerz) Alle peripheren Nerven, aber auch Hirnnerven, bevorzugt N. abducens und oculomotorius, mit Augenmuskelparesen, Diplopie und Akkomodationsstörungen, sowie N. facialis Spontanheilung in der Regel innerhalb von 2–6 Wochen

◻ Tab. 11.10 (Fortsetzung)

Kompressions-syndrome	N. ulnaris Karpaltunnelsyndrom (N. medianus) Tarsaltunnelsyndrom N. peroneus N. femoralis Radikulopathie u. a.
Radikulopathie	Einseitige, radikuläre Symptomatik Ein oder mehrere Spinalsegmente Mit Schmerzen Zum Teil mit vollständigen Paresen, EMG mit Denervierung paraspinaler Muskelgruppen DD: Herpes zoster, Borreliose, Herzinfarkt, akutes Abdomen, BSV etc. Spontanheilung in der Regel innerhalb von 2–6 Wochen
Plexusneuralgie	Wichtige DD bei den Sammelbezeichnungen Schulter-Arm-Syndrom oder Lumbalgie Akuter Schmerz spricht innerhalb von 10 Tagen sehr gut auf BZ-Normalisierung und Thioctacid an
Amyotrophie	Mangelnde trophische Impulse mit Schmerzen und Muskelschwund, v. a. im Oberschenkelbereich

Im Schnitt haben 25% aller Diabetiker und etwa 45% der Diabetiker über 60 Jahre eine Neuropathie. Eine gute Diabeteseinstellung kann das Risiko um etwa 80% reduzieren.

■ **Tab. 11.11** Symptome und Befunde der sensiblen, symmetrischen, distalen PDN

Gestörtes Vibrationsempfinden	Ein Frühzeichen (Tiefensensibilität, kleine Fasern)
Parästhesien, Hyperästhesien	An den Füßen zeigt es sich als »Burning-feet-Syndrom« mit nächtlichen Missempfindungen. Die Hände sind mitunter auch betroffen. Bereits der Reiz durch die Bettdecke ist für diese Patienten unerträglich. Dies führt zu Schlafstörungen
Schmerz	Er tritt v. a. nachts auf, stechend, blitzartig. Typischerweise Besserung beim Gehen, im Unterschied zur AVK. Der Schmerz klingt nach Monaten bis Jahren spontan ab wegen des Absterbens der kleinen schmerzleitenden Fasern
Hypästhesie oder Taubheit	Strumpfförmige Sensibilitätsausfälle, meist an den Füßen. Ein Kältegefühl verleitet zur Verwendung von Heizkissen oder Wärmeflaschen (dringend abraten, aber Vorwärmen des Bettes erlaubt)
Gangstörungen	Die gestörte Tiefensensibilität führt zu mangelnder Koordination des ganzen Bewegungsablaufs der Beine; »ein Gehen, als ob einem die Füße nicht gehören« oder »wie auf Watte«
Gelenkschäden	Die mangelnde Koordination des Bewegungsablaufs führt zu unphysiologischen Belastungen der Gelenke

◨ Tab. 11.11 (Fortsetzung)

Veränderte Fußanatomie	Mangelnde trophische Impulse über die Nerven führen zur Degeneration der Haut, des Halteapparates, der Knochen und der Sehnen. Die Folge ist ein anatomisch veränderter Fuß mit Hammerzehen bei verkürzten Sehnen, Zusammenbruch der Fußgewölbe und einem Fußrückenödem. Im Röntgenbild: Frakturen der Sprunggelenke
Abgeschwächte Sehnenreflexe	Zuerst fällt der Achillessehnenreflex (ASR) als peripherster Sehnenreflex aus
Gestörtes Spitz-stumpf-Empfinden, gestörtes Temperaturempfinden	Betroffen sind zuerst die kleinen Nervenfasern, wie es auch bei den Ausfällen der Tiefensensibilität der Fall ist
Verzögerte NLG	Die Nervenleitgeschwindigkeit (NLG) ist das sensitivste Kriterium. Später werden auch die motorischen Fasern betroffen

■ **Screening und Diagnostik**

Bei Patienten mit Diabetes mellitus Typ 2 sollte einmal jährlich ab Diagnosestellung ein neurologisches Screening erfolgen: bei Typ 1 ab dem fünften Jahr nach Diagnosestellung und bei pathologischen Befunden mit den entsprechenden weiteren diagnostischen (Neurologe, NLG u.a.) und therapeutischen Maßnahmen:

a. Anamnese: Parästhesien, Schmerzen, Krämpfe, Taubheitsgefühl

b. Inspektion: Hautfarbe und Temperatur, Turgor, Verletzungen, Trophik, Deformitäten, Ulzera

c. Temperaturempfinden mit TipTherm oder Reagenzglas
d. Berührungsempfinden mit dem 10-g-Monofilament an nicht verhornten Stellen
e. Schmerzempfinden mit Zahnstocher oder Neurotip
f. Neurologische Untersuchung: Reflexe ASR und Vibrationsempfinden mit der 128-Hz-Stimmgabel

---

Vibrationsempfinden mit der 128-Hz-Stimmgabel nach Rydel-Seiffer
Untere Grenze Großzehengrundgelenk
– Alter <30 Jahre: 6/8
– Alter >30 Jahre: 5/8

Untere Grenze Malleolus medialis
– Alter <40 Jahre: 6/8
– Alter >40 Jahre: 5/8

■ **Therapie**
Zur Behandlung und zur Prävention einer diabetischen Neuropathie dient eine normnahe Blutzuckereinstellung. Zusätzlich sollten weitere Neurotoxine, insbesondere Alkohol, gemieden werden. Ferner konnte nachgewiesen werden, dass eine gefäßprotektive Therapie mit konsequenter Blutdruck- und Lipidsenkung das Auftreten der diabetischen Neuropathie ebenfalls signifikant reduzieren kann. Diese Ergebnisse lassen einen positiven klinischen Effekt vermuten, vermittelt durch eine Gefäßprotektion der Vasa nervorum (◻ Tab. 11.12).

◻ Tab. 11.13 zeigt Therapieformen bei auftretenden Wadenkrämpfen.

◲ Tab. 11.12 Therapie der diabetischen Neuropathie gemäß der Leitlinie der Deutschen Diabetesgesellschaft 2008

Verlaufsformen der Neuropathie	Therapie
Alle Formen und Stadien	Optimierung der Diabeteseinstellung Blutdrucknormalisierung, Lipidsenkung Patientenschulung Änderung der Lebensgewohnheiten
Subklinische Neuropathie	Prophylaxe von Fußschäden (Fußpflege, orthopädietechnische Versorgung, insbesondere bei knöchernen Fußdeformitäten mit und ohne periphere Neuropathie)
Chronisch-schmerzhafte Neuropathie (Angabe der Medikamente in alphabetischer Reihenfolge)	Alpha-Liponsäure[b] Antikonvulsiva (Carbazepin[c], Gabapentin[a,c], Pregabalin) Capsaicin[a] Mexiletin[a,c] Selektive Serotonin-Wiederaufnahmehemmer[a,c] (Citalopram, Paroxetin) Tramadol Trizyklische Antidepressiva[c] (Amitriptylin, Clomipramin, Desipramin[a], Imipramin) und andere Antidepressiva (Duloxetin) Physikalische Therapie
Akut-schmerzhafte Neuropathie	Versuch mit einfachen Analgetika Weitere Therapie wie bei der chronisch-schmerzhaften Neuropathie

■ Tab. 11.12 (Fortsetzung)	
Schmerzlose Neuropathie (hypästhetische bzw. anästhetische Form)	Fußpflege (Diabetesschulung) Prophylaxe von Fußläsionen (orthopädietechnische Maßnahmen) Krankengymnastik
Diabetische Amyotrophie	Überweisung zum Neurologen zur diagnostischen Abklärung Physikalische Therapie Weitere Therapie wie bei der schmerzhaften Neuropathie

[a] Nicht zugelassen zur Behandlung neuropathischer Schmerzen.
[b] Pathogenetisch begründbare Therapie, Evidenzklasse aus klinischer Sicht zweitrangig.
[c] Einschleichende Dosierung beachten, ggf. Spiegelbestimmungen, Interaktion mit Komedikation beachten.

11.3.2 Autonome Neuropathie

Die eingeschränkte Herzfrequenzbreite ist ein unabhängiger Marker für eine erhöhte Mortalität am plötzlichen Herztod. Das Ausmaß der respiratorischen Herzfrequenzschwankungen ist hierfür ein einfach zu bestimmendes Kriterium. Über eine Minute atmet der Patient fünf Sekunden ein und fünf Sekunden aus usw. Während dieser Zeit wird ein EKG mitgeschrieben. Das längste RR-Intervall während der Exspiration und das kürzeste Intervall während der Inspiration werden ermittelt. Der mittlere inspiratorische Anstieg der Herzfrequenzen (Delta-HF/min) wird wie unten gewertet. Zusätzlich

▣ Tab. 11.13 Therapie bei Wadenkrämpfen	
Magnesium	Es wirkt peripher muskelrelaxierend als natürlicher Kalziumantagonist an der Innervationsendplatte. 1 mmol = 24,3 mg. Die Tabletten sind meist in mg angegeben, Ampullen meist in mmol. Orale Dosierung: 100–300 mg/Tag, dauerhaft 100 mg
	Infusionen, initiale Höchstdosis: 64 mmol über 24 h in 1000 ml Ringer. Versuch mit abends 8 mmol über 30 min in 100 ml NaCl oft erfolgreich. Dosierung reduzieren bei Niereninsuffizienz. CAVE: Bradykardie
Chinin	Es wirkt peripher muskelrelaxierend und dämpft die Aktionspotenziale. Orale Dosierung: 100–200 mg zur Nacht, z. B. Chininsulfat 200 mg abends. Kontraindikationen und Nebenwirkungen sind zu beachten
Benzodiazepine	Sie wirken peripher und zentral muskelrelaxierend, z. B. Flunitrazepam 1–2 mg p.o. abends oder Musaril 1 Tbl. p.o. abends. ABER: nur für wenige Tage (aufgrund des Abhängigkeitspotenzials)

wird ein Schellong-Test mit Auswertung des systolischen Blutdruckabfalls nach einer Minute (Delta-RRsys/min) durchgeführt (▣ Tab. 11.15).

Therapie

Die Therapie bei diabetischen Störungen des vegetativen Systems ist oft unbefriedigend. Mandatorisch ist, wie bei der Therapie aller Folgeerkrankungen, die möglichst normoglykämische BZ-Einstellung.

◘ Tab. 11.14 Manifestationen der autonomen diabetischen Neuropathie (ADN)

Gastro-intestinales System	Grundsätzlich sind es die mangelnden cholinergen Impulse an den Verdauungstrakt, die zu folgenden Beschwerden führen: Gastroparese und verlangsamte Magenentleerung, daher sehr schwere Blutzuckereinstellung, weil die Kohlenhydrataufnahme unzuverlässig und wechselhaft ist. Ösophagusatonie mit Schluckstörungen. Wässriger Durchfall, meist nachts. Obstipation bei mangelnder Propulsion. Gustatorisches Schwitzen.
Kardio-vaskuläres System	Die autonome Innervation der Gefäße und des Herzens ist in unterschiedlichem Ausmaß beeinträchtigt. Verminderte Gefäßregulation: - Orthostatische Hypotension und Synkopen, - »Rosiger Diabetiker« - Mediasklerose Verminderte Herzfrequenzadaptation mit - Ruhetachykardie - QT-Syndrom - Herzstillstand Stummer Herzinfarkt
Haut und Binde-gewebe	Mangelnde trophische Impulse an das Bindegewebe und die Haut führen zur teigigen, atrophischen Haut; dies ist v. a. beim diabetischen Fuß zu beobachten; eine Parallele ist das Volkmann-Syndrom nach Frakturen. Das Ungleichgewicht adrenerger und cholinerger Impulse auf die Hautanhangsgebilde und Hautgefäße bewirkt die gestörte Schweißsekretion und Gefäßregulation

◘ Tab. 11.14 (Fortsetzung)

Hormon-regulation	Die adrenerge Gegenregulation bei Hypo-glykämie ist abgeschwächt bis fehlend oder setzt zu spät ein. Unabhängig von der Neu-ropathie wird die Glukagongegenregulation durch unphysiologisch hohe Insulinspiegel zusätzlich unterdrückt. Dies ergibt eine gedämpfte Glukagon-/Adrenalinsekretion bei Hypoglykämie, und die Hypoglykämie-warnsymptome fallen weg
Pupille	Miosis mit verlangsamtem Pupillenreflex. CAVE: gestörte Dunkeladaptation, z. B. beim Autofahren!
Urogenitales System	Das cholinerg/adrenerge Wechselspiel aus zentralen Impulsen, Plexus sacralis und lokalen Reaktionen ist bei autonomer Neuro-pathie gestört, mit Ureteren- und Blasen-atonie, mit Infektneigung bei Stase, erektiler Dysfunktion und retrograder Ejakulation sowie Verlust des Hodendruckschmerzes
Stütz- und Bewegungs-apparat	Trophische Störungen führen zur Atrophie der Knochen, Sehnen, Muskulatur und des Bindegewebes. Eine seltene Variante ist die diabetische Amyotrophie mit Muskel-schwund bei Impulsabfall, meist Schulter-gürtel- und Beckenmuskulatur betreffend, oft begleitet von einer Anorexie und Depres-sionen. Mangelnde trophische Impulse auf die Knochen führen zur Osteopathie und zum Charcot-Fuß

◻ **Tab. 11.15** Kardiovaskuläre ADN: Respiratorische Herzfrequenzschwankungen und Schellong-Test

	Norm	Grenzwertig	Pathologisch
Delta HF/min	>15	11–14	<10
Delta-RR$_{sys}$/min	<10	11–29	>30

▪ **Gastroparese**

Vor allem fette, aber auch eiweißreiche Mahlzeiten werden gemieden, da sie die Magenpassage und Resorptionsgeschwindigkeit der Kohlenhydrate verlangsamen.

Zur Akuttherapie ist das Metoclopramid geeignet.
Unabhängig von einer ADN tritt eine akute Gastroparese
bei entgleistem BZ (>200 mg/dl [11,1 mmol/l]) und/oder
bei einer Ketoazidose auf. Das Makrolidantibiotikum
Erythromycin, das als Motilin-Agonist wirkt, kann bei
schweren Formen eingesetzt werden. Häufig ist die diabetische Gastroparese ohne klinische Konsequenz. Bei
schwerer diabetischer Gastropathie kann der Einsatz
eines Magenschrittmachers erwogen werden.

Persistierende Diarrhoen werden auf Loperamid,
Quellstoffe oder Colestyramin eingestellt. Dabei sind
aber stets andere Ursachen mit zu bedenken, wie Tumore,
Kolitiden, Perfusionsstörungen, Resorptionsstörungen
sowie allergische und vor allem pseudoallergische Reaktionen auf Nahrungsmittel und Nahrungsmittelzusätze.

Eine Umstellung der Ernährung mit kleinen, über
den Tag verteilten Mahlzeiten mit Vermeidung rasch re-
sorbierbarer Kohlenhydrate kann erwogen werden.

Gründliches Kauen sowie mindestens 30 Minuten Stehen nach dem Essen sind weitere empfehlenswerte Allgemeinmaßnahmen. Spätabendliches Essen und Alkohol sind zu vermeiden; Rechtsseitenlage im Bett ist günstig bei leichtem Reflux. Wichtig ist im Rahmen einer Insulinbehandlung bei Patienten mit diabetischer Gastroparese zu beachten, dass der Spritz-Ess-Abstand sowie der Insulinbedarf adaptiert werden müssen.

- **Bakterielle Fehlbesiedlung des Dünndarms**

Die Störungen der Motilität führen häufiger zur bakteriellen Fehl-/Überbesiedelung des Dünndarms. Klinik: Flatulenz, Durchfälle, Steatorrhoe, Schwäche und eine Vitamin-B_{12}-Malabsorption. Diagnostisch sind ein pathologischer Glukose-H2-Atemtest und D-Xylose-Test. Therapie: Gabe von Vibramycin/Doxycyclin oder Metronidazol über sieben Tage.

- **Orthostase**

Physikalische Maßnahmen werden primär ausgeschöpft:
- viel trinken,
- leichtes Ausdauertraining,
- Wechselduschen,
- langsames Aufstehen,
- Beingymnastik vor dem Aufstehen und
- Kompressionsstrümpfe.

Die Kochsalzzufuhr wird nicht reduziert.

Therapeutische Versuche

In den Tabellen ◘ Tab. 11.16, ◘ Tab. 11.17 und ◘ Tab. 11.18 sind Therapien zusammengefasst.

◘ Tab. 11.16 Therapie am gastrointestinalen System

Gastroparese und konsekutive Hypoglykämie	Akut: Metoclopramid 3-mal 10 mg p.o./i.v. Flüssigkeit vor und zum Essen Bei postprandialer Hypoglykämie mit Glukose Fett- und eiweißreiche Kost meiden Spritz-Ess-Abstand verkürzen Seltenst: »Magenschrittmacher«
Gallenblasen-atonie	Versuchsweise Substitutionstherapie
Diarrhoe	Mangelnde Durchmischung und Propulsion führt zu Resorptionsstörungen für Wasser, Elektrolyte und Kohlenhydrate mit Diarrhoe und unphysiologischer Darmkolonisation Doxycyclin oder Amoxy/Clav und Metronidazol. Erfolg in 50% der Fälle Clonidin oder Loperamid müssen einschleichend dosiert werden Eine »Überdosis« Zuckeraustauschstoffe, Guar, Acarbose oder Metformin sollte vorher ausgeschlossen sein
Obstipation	Die gestörte Darmmotorik, bis zur Kolonatonie und möglicherweise eine Exsikkose bei schlechter Zuckereinstellung sind ursächlich Übliches schrittweises Vorgehen Versuch mit Pyridostigmin p.o. 10–60 mg einmal/Tag

◼ **Tab. 11.16** (Fortsetzung)

Gustatorisches Schwitzen	Die zentrale Stimulation auf einen Essensreiz wirkt sich bei vegetativem Ungleichgewicht überschießend aus Versuch mit Clonidin p.o., einschleichend, es wirkt über die zentrale α-Blockade

◼ **Tab. 11.17** Therapie am kardiovaskulären System

Orthostatische Hypotonie	Physikalische Maßnahmen, Kochsalzzufuhr etwas steigern Fludrocortison, einmal 0,05 mg p.o. Midodrin, einmal 2,5 mg p.o. Antihypertensiva langsam einschleichen Diuretika reduzieren
Rhythmusprobleme	Tachykarde Arrhythmie: ggf. kardioselektive β-Blocker, Magnesium und Kalium auf hochnormale Werte Bradykardie: Schrittmacherindikation?

◙ **Tab. 11.18** Therapie am urogenitalen System

Harnretention	Bei chronischer Retention sollte eine manuelle Expression erwogen werden; intermittierende Einmalkatheter haben eine geringere Komplikationsrate wie eine Dauerkatheterisierung Carbachol, versuchsweise bis 3-mal 2 mg p.o./Tag Phenoxybenzamin hat viele Nebenwirkungen
Infektionen	Konsequent behandeln mit Erfolgskontrolle; insbesondere auch die asymptomatische Bakteriurie der Frauen, bedingt durch die diabetische Blasenatonie. Entzündliche Exazerbationen verlaufen beim Diabetiker symptomarm
Impotenz	N. pudendus-Affektion plus Makroangiopathie, Patient hat keinen Hodendruckschmerz mehr und nachlassende Libido (30–60%!). Auf Nachfrage und Wunsch fachärztliche urologische Behandlung Durchführen der Schwellkörper-Autoinjektion (SKAT-Therapie) mit Papaverin oder Prostagladinderivaten Instillation von Prostagladinderivaten in die Urethra oder orale Gabe von Sildenafil, Tadalafil, Vardenafil (CAVE: kontraindiziert unter Nitrattherapie) Chirurgische Intervention: Implantation einer Penisprothese. Medikamentenanamnese nicht vergessen!

Präventions- und Behandlungsstrategien für diabetesassoziierte Fußkomplikationen

P. Hien et al., *Diabetes 1x1*,
DOI 10.1007/978-3-642-44976-5_12,
© Springer-Verlag Berlin Heidelberg 2014

12.1 Grundlagen

Hauptrisikofaktoren sind:
- Diabetes (Dauer der Erkrankung, Verlauf, Güte der Stoffwechseleinstellung),
- Vorliegen einer Neuropathie (sensorisch, motorisch, autonom),
- arterielle Verschlusskrankheit und deren Folgeerkrankungen (Schlaganfall, Niereninsuffizienz),
- Alter des Betroffenen.

Weitere **Risikofaktoren** sind:
- Adipositas (BMI >35 kg/m² sowie Körpergröße, das Risiko steigt mit zunehmender Körpergröße),
- Arthropathie (Hüfte/Knie/Sprunggelenk),
- Barfußlaufen,
- eingeschränkte Gelenkmobilität,
- Visuseinschränkung,
- Hornhautschwielen,
- Immunsuppression einschließlich Glukokortikoide,
- mangelnde oder falsche Fußpflege,
- motorische Funktionseinschränkung/Parese eines oder beider Beine,
- psychosoziale Faktoren,
- Seheinschränkung,
- Suchtkrankheit (Nikotinabusus, Alkoholmissbrauch),
- ungeeignetes Schuhwerk,
- vorangegangene Amputationen.

Die **Ursachen** des diabetischen Fußsyndroms sind:
- diabetische Polyneuropathie,
- periphere arterielle Verschlusskrankheit (pAVK),
- Mischformen zwischen Neuropathie und pAVK.

Die **Makroangiopathie** führt zum ischämischen Fuß. Die **verminderte Tiefensensibilität** bewirkt eine unkoordinierte Belastung des Fußes. Es entstehen Schwielen im Bereich der unphysiologisch überlasteten Fußsohle, vor allem am Fußballen. Eine **mangelnde Schmerzwahrnehmung** dieser plantaren Schwielen führt zu Drucknekrosen mit kleinen Einblutungen, die sich infizieren können. **Trophische Störungen** begünstigen die Verletzlichkeit und Infektionsneigung des Fußes. Mischformen sieht man bei 20%, bei fortgeschrittenen Fällen meist Mischformen.

Der **Charcot-Fuß (syn. Neuroarthropathie)** stellt eine Sonderform des diabetischen Fußsyndroms dar. Er ist dadurch gekennzeichnet, dass es zu Knochenbrüchen und Knochenuntergang im Bereich der Füße (meist Fußwurzel-, aber auch Mittelfußbereich) kommt.

Verlaufsstadien der DNOAP nach Levin
- I: Akutes Stadium, Fuß gerötet, überwärmt
- II: Radiologisch darstellbare Knochen- und Gelenkveränderungen, Frakturen
- III: Sichtbare Fußdeformität
- IV: Fußläsion plantar

Beim akuten Charcot-Fuß scheint ein Überwiegen der Osteoklastenaktivität eine wichtige Rolle bei den Umbauprozessen zu spielen, darauf deuten die Therapieerfolge mit parenteraler Gabe von Bisphosphonaten hin. Die Überwärmung nimmt bei Bisphosphonatgabe in der Regel rasch ab; dies ist differenzialdiagnostisch mit nutzbar gegenüber einer Infektion.

Die beiden Hauptformen des diabetischen Fußes sind in ◘ Tab. 12.1 dargestellt.

◘ **Tab. 12.1** Merkmale der beiden Hauptformen des diabetischen Fußes

Neuropathischer Fuß	Ischämischer Fuß
Initial etwa 60% der diabetischen Füße	Initial 25% rein angiopathisch, 15% als Mischform
Läsionen oft schmerzlos, neuralgischer Schmerz nachts unter der Decke	Schmerzhaft, z. B. Claudicatio; Ratschow-Probe positiv; mitunter kein Schmerz bei Belastung wegen der Neuropathie
Warm und rosig, keine Schweißbildung, Fußpulse positiv, gefüllte Venen	Feucht, kalt, livide, schwache oder negative Fußpulse; Kältegefühl
Plantare Schwielen mit tiefbohrendem zentralen Ulkus = Mal perforans	Gangrän an Ferse und/oder Zehen, Nekrosen besonders an den Druckstellen
Assoziiert mit der Nephropathie und Retinopathie	Meist kombiniert Carotisplaques, einer KHK sowie Hyperlipidämie und Rauchen

◘ Tab. 12.1 (Fortsetzung)

Frühe Befunde einer Neuropathie: Mangelnde Tiefensensibilität Gestörtes Vibrationsempfinden Gestörte Kalt-warm-Diskrimination Strumpfförmige Ausfälle Reduzierter ASR und PSR	Frühe Befunde einer Makroangiopathie: Druckindex Knöchel/Arm <0,9 Belastungstest Duplexuntersuchung
Infektionen: feucht, rasche und massive Ausbreitung	Infektionen: trockene Gangrän
Atrophie der kleinen Fußmuskeln mit Krallenfuß, Hammerzehen und Hohlfuß; spät im Verlauf Spitzfuß	
Ödem um den Schwielenabszess, das Ödem komprimiert die Perfusion	Mangelperfusion mit Blasenbildung der Haut und nachfolgenden Nekrosen
Trophische Störungen mit Rhagaden und teigiger Haut	Keine Haare mehr; trockene, dünne, schuppige Haut mit Fissuren
Im nativen Röntgen: Osteopenie und -lysen Spontanfrakturen im oberen und unteren Sprunggelenk Einbruch des Fußgewölbes	

12.2   Diagnostik, Dokumentation und Klassifikation

Diagnostische Maßnahmen führt ◨ Tab. 12.2 auf.

▪ **Pedographie**

Wichtig ist es, zur Anpassung von orthopädischen Schuhen, Einlagenaussparungen und Polsterungen die Druck-

◨ **Tab. 12.2** Diagnostische Maßnahmen bei DFS	
Inspektion	Haut, Nägel, Schwielen, Infekte, Druckstellen, Schuhe, Gangbild und die Fußarchitektur
Neurologie	Stimmgabeltest, Monofilamenttest (◨ Abb. 12.1), Kalt-warm-Diskrimination, Sensitivität
Angiologie	Pulspalpation, Duplex-Doppler; Verschluss-druckmessung, DS- oder MRT-Angiographie bei erfolgloser konservativer Therapie
Bildgebung	Osteolysen, Sequester, Frakturen, Fissuren, Osteopenie. Als weitere Verfahren können Knochenszintigraphie und MRT eingesetzt werden. Das MRT hilft insbesondere, auch Weichteilbeteiligungen zu erkennen. Standard zur Diagnose der Osteomyelitis ist nur die Knochenbiopsie mit Kultur
Mikro-biologie	Wundabstriche aus der Tiefe, denn oberflächlich erfasst man nur die Kolonisation der Nekrose; also vorher die Nekrose abtragen
Differenzial-diagnose	Alkohol, Vitamin-B_{12}-Mangel, Borrelien, Schilddrüsenfunktionsstörung, Urämie

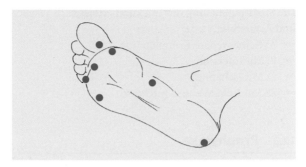

■ **Abb. 12.1** Berührungspunkte beim Monofilament-Test: Beim Berühren mit dem Semmes-Weinstein-Filament wird die Oberflächensensibilität geprüft. Das Testergebnis hat einen hohen prädikativen Wert für das Amputationsrisiko. Bei Berührung mit dem 10-g-Monofilament unter Ausübung von Druck bis zur leichten Biegung an fünf unterschiedlichen Stellen plantar und lateral des Fußes müssen mindestens drei Punkte sicher benannt werden. (Aus: Brunner et al. 2001)

verteilung und die Fehlbelastung zu bestimmen. Entscheidend sind die regelmäßige Verlaufskontrolle und die entsprechende Neuanpassung von Einlagen, Polsterungen nach dem neuesten Befund.

Die Stadienausdehnung in die Tiefe und die Bildung von Nekrosen erfolgt nach Wilson:

— 0: Risikofuß, keine offene Läsion
— 1: Oberflächliche Läsion
— 2: Ulkus bis Gelenkskapsel, Sehnen, Knochen
— 3: Ulkus mit Abszess, Osteomyelitis, Infekt der Gelenkskapsel
— 4: Begrenzte Vorfuß- oder Fersennekrose
— 5: Nekrose des gesamten Fußes

Die Stadieneinteilung der Infektion erfolgt nach Wagner und Armstrong:

- A: Keine weitere Komplikation
- B: Mit Infektion
- C: Mit Ischämie
- D: Mit Ischämie und Infektion

12.3 Prophylaxe

Anschauen Täglich einmal, ggf. mit Hilfe eines Handspiegels oder von Dritten. Beachten von Rötungen, Druckstellen, Schwellungen oder Verletzungen.

Waschen Die Wassertemperatur sollte 37–38 °C betragen, die Kontrolle der Wassertemperatur mit Badethermometer ist zwingend erforderlich. Fußbäder dürfen nicht länger als 3–5 Minuten dauern, um das Gewebe nicht aufzuweichen. Offene Wunden niemals baden.

Trocknen Füße sorgfältig abtrocknen, ggf. Zehenzwischenräume vorsichtig mit Wattestäbchen abtrocknen.

Pflegen Trockene Haut sollte ganz dünn 2-mal täglich gecremt werden. Bevorzugt harnstoffhaltige Salben/Schaumcremes verwenden, um die Geschmeidigkeit der Haut zu verbessern.

Zehennägel Nägel gerade feilen, Ecken leicht abrunden. Eingewachsene Nägel durch diabetologisch geschulte Fußpfleger behandeln lassen. Niemals Scheren, Zangen oder Raspeln verwenden.

Nie barfuß oder in Strümpfen laufen, wenn Nervenschäden bereits vorliegen In Bädern oder an Stränden Badeschuhe tragen, da immer die Verletzungsgefahr besteht.

Keine Wärmflaschen oder Heizkissen

Schuhwerk Neue Schuhe nur nachmittags einkaufen. Das Schuhinnere auf Fremdkörper, drückende Nähte und scheuerndes Innenfutter abtasten.

Diabetesgerechte Schuhe Diese Schuhe bieten ausreichend Platz am Spann, haben eine druckentlastende Fußbettung, verfügen über breite weiche Kappen und geben der Ferse genügend Halt. Der Vorfuß wird entlastet, das Abrollen wird erleichtert, die Sohle ist dick und stoßdämpfend. Drückende und scheuernde Innennähte sind nicht vorhanden.

Orthopädische Schuhe Falls Fußdeformitäten vorliegen oder bereits ein Ulkus vorlag, sind maßgeschneiderte Schuhe zu tragen.

Schwielen Schwielenbildung deutet immer auf erhöhte Druckbelastung hin. Somit müssen Einlagen und/oder das Schuhwerk sofort verändert werden, um ein Druckulkus zu vermeiden. Niemals selbst mit scharfen Instrumenten (Rasierklingen, Hornhautraspel, Schere) Schwielen abtragen. Abtragen mit Hilfe eines Bimssteines ist möglich, besser durch diabetologisch geschulten medizinischen Fußpfleger oder in einer interdisziplinären Fußsprechstunde, da Einlagen und Schuhwerk gleichzeitig anzupassen sind.

Verletzungen Verletzungen jeglicher Art können sich rasch ausbreiten. Deshalb Wunden reinigen, mit steriler Wundauflage verbinden und sofort ärztlichen Rat einholen.

Haut- und Nagelpilze Pilze können Eintrittspforten für bakterielle Infektionen sein.

12.4   Therapie

Wichtig sind bezüglich der Grunderkrankung eine optimierte BZ-Einstellung, die Therapie der Angiopathie (u.a. mit ASS 100), Gehtraining (führt zur Kollateralisierung) und Revaskularisation (Ballon, Stent, Bypass).

Nichtmedikamentöse Maßnahmen der sensomotorischen Neuropathie können in Form von Balneotherapien sowie transkutaner elektrischer Nervenstimulation (TENS) durchgeführt werden. Medikamentös stehen trizyklische Antidepressiva (Amitryptilin), Antikonvulsiva (Gabapentin, Pregabalin) zur Verfügung. Der Nutzen der Antikonvulsiva wird kontrovers diskutiert, also ist eine kritische Verlaufskontrolle dieser nebenwirkungsreichen Therapie notwendig. Ebenso stehen Serotonin-Noradrenalin-Wiederaufnahmehemmer (Citalopram, Duloxetin) zur Verfügung. Schmerztherapeutisch können Opioide eingesetzt werden, z. B. Tramadol oder Oxycodon.

■   **Angiopathische Läsionen**

Häufig lange Heilungsphasen, Gefäßrekonstruktion. Keine Feuchtbehandlung trockener Nekrosen.

- **Neuropathische Läsionen**

Bei guter Entlastung häufige raschere Abheilungstendenzen im Vergleich zu angiopathischen Läsionen (→ Schuhversorgung!).

- **Charcot-Fuß**

Ruhigstellung und Schonung wie bei akuter Fraktur über 3–6 Monate. Vorsichtige Belastung nach Abklingen lokaler Entzündungszeichen (Schwellung, Rötung, Überwärmung). Hemmung des vermehrten Knochenumbaus durch parenterale Gabe von Amino-Bisphosphonaten kann als Heilversuch erwogen werden.

- **Amputation**

Sie ist oft zu vermeiden bei Beachtung obiger Grundsätze. Es erfolgt nur eine Grenzzonenamputation nach Demarkierung.

- **Schuhversorgung ist ein Muss!**

Die richtige Schuhversorgung reicht vom Diabetesschutzschuh über Schuheinlagen nach Abdruck zur Fußbettung, orthopädische Schuhzurichtung bis zum speziell angefertigten orthopädischen Maßschuh.

- **Druckentlastung**

Ruhigstellung zum Teil mit Bettruhe, dabei an adäqute Heparinisierung denken

- **Lokale Wundbehandlung**

Das Entfernen von infiziertem oder avitalem Gewebe am Ulkus (Debridement) kann auf verschiedene Arten erfolgen: chirurgisch, enzymatisch (autolytisches Debride-

ment mit Hydrogelen) oder biologisch, z. B. mit Fliegen-
larven. Früher häufig angewendete Spülungen im Rahmen der Wundreinigung mit Wasserstoffperoxid sind
obsolet, da sie die Wundgranulation negativ beeinflussen.

Im Bereich der Wundbehandlung gilt generell, dass
Ulkus warm und feucht zu halten. Eine Ausnahme bei
pAVK stellt die trockene Nekrose dar; hier trocken verbinden und Demarkierung und Sequestration abwarten.

■ **Infektionsbehandlung**

Wundabstriche zeigen nur die Mischkolonisation; erst
reinigen und dann ganz tief, am besten bioptisch. Bei
schweren Infektionen sollte die Behandlung parenteral
unter stationären Bedingungen erfolgen.

Frühzeitig erfolgte Revaskularisationen können die
Infektionsabheilung beschleunigen sowie Major-Ampu-
tationen vermindern. Die intraarterielle digitale Subtrak-
tionsangiographie ist der Goldstandard in der bildgeben-
den Diagnostik, der bei einem DFS durchgeführt werden
sollte.

■ **Wundversorgung**

Eine Wundinfektion wird systemisch antibiotisch und
mit Debridement lokal behandelt; die Bakterienlast muss
möglichst weit reduziert werden. Auf eine anhaltende
Wundfeuchtigkeit wird mitunter zu wenig geachtet; auch
eine kontinuierliche Wärme ist ganz wesentlich, nie
kühl abspülen. Dabei muss durch Hautschutzpräparate
eine Mazeration des umliegenden Gewebes vermieden
werden.

Grad 1–2 Oberflächliche Wunde, vollständig granuliert: halbfeuchte Behandlung. Regelmäßige Wundreinigung, Entfernung von Fibrin, Wundrandanfrischung, Schutz vor Austrocknung, Abdeckung mit Fettgaze.

Grad 2–3 Tiefe Wunde, frei liegende Knochen, Abszesshöhle: feuchte Behandlung. Spülung und Feuchtbehandlung mit isotonischer Kochsalz-/Ringerlösung, Abdeckung der Wunde mit Fettgaze, ggf. kleinchirurgische Maßnahmen, falls benötigt Schmerztherapie, Antibiotika.

Grad 3–4 Ausgedehnte Nekrosen: Therapieziel ist eine nekrosefreie, granulationsfähige Läsion. Vorsichtiges kleinchirurgisches Vorgehen.

- **Amputationen**

Ziel ist immer die Vermeidung einer Amputation. Die Absetzungslinien richten sich bei einer operativen Therapie des diabetischen Fußes nicht nach anatomischen Gegebenheiten, sondern werden durch den vorliegenden Lokalbefund bestimmt, sog. **Minoramputation**. Eine primäre Majoramputation als Erstmaßnahme ist nie indiziert.

Hypertonie, Herzerkrankungen und weitere Folgeerkrankungen

P. Hien et al., *Diabetes 1x1*,
DOI 10.1007/978-3-642-44976-5_13,
© Springer-Verlag Berlin Heidelberg 2014

13.1 Hypertonie

Der systolische Blutdruck in Ruhe sollte unter 140 mmHg
liegen, besser unter 130 mmHg; der diastolische unter
80 mmHg. Besteht eine Proteinurie über 1 g/die so sollte
um 125/75 mmHg liegen. Bei Patienten mit relevanter
KHK wiederum sollte man Werte unter 120/70 mmHg
vermeiden.

Es stehen vorzugsweise folgende Medikamenten-
gruppen zur Verfügung:

- ACE-Hemmer und AT_1-Blocker,
- Thiazid-Diuretika und Schleifendiuretika,
- kardioselektive β-Rezeptorenblocker,
- lange wirksame Kalziumantagonisten.

Die gewünschten Zielwerte sind in der Regel nur durch
eine Kombinationstherapie erreichen lassen (◻ Tab. 13.1).
Es erwies sich als günstig, 2–3 Partner niedrig zu dosieren. Ebenfalls muss man die 24-h-Wirkung kritisch
sehen. Gerade in der Einstellungsphase die ersten 3 Wochen sind 2 halbe Dosen (½–0–½) meist günstiger als die
Einmalgabe. Antihypertonika entfalten ihre volle Wirkung erst nach 3 Wochen.

- **Thiaziddiuretika**

Übliche niedrigdosierte kurzwirksame Benzothiazid-
diuretika am Morgen haben nahezu keinen Nutzen.
Die guten Daten stammen vom Chlortalidon und
Indapamid. Zudem negative metabolische Effekte. Heute
als Standard eher nicht mehr indiziert. Sie sind auch
recht unangenehm mit dem ständigen Gefühl der Tro-
ckenheit.

□ **Tab. 13.1** Nichtmedikamentöse Optionen der Blutdrucksenkung

Modifikation	Ziel	Zu erwartende RR-Senkung
Gewichtsreduktion	Normalgewicht BMI 18,5–24,9 kg/m²	5–20 mmHg/10 kg
Ernährung	Obst, Gemüse Reduktion tierischer Fette	8–14 mmHg
Kochsalzreduktion	Weniger als 6 g NaCl pro Tag	2–8 mmHg
Körperliche Aktivität	Aerobe Belastung, z. B. 30 min strammes Gehen	4–9 mmHg
Alkoholreduktion	Maximal 1 kleines Glas Wein/Bier pro Tag	2–4 mmHg

Im Alter sind die kurz wirksamen Thiaziddiuretika oft assoziiert mit Exsikkose und einer Hyponatriämie. Und die Wirkung über lediglich acht Stunden mit moderatem Effekt und nächtlichem Anstieg ist ungünstig – hierfür wird auch eher die ganz niedrigdosierte 2-mal-Gabe empfohlen oder, alternativ, Indapamid. Das lang wirksame Indapamid wirkt am wenigsten diuretisch, das kann gerade bei älteren Menschen günstig sein.

Andererseits sind BZD nicht stoffwechselneutral, sie verschlechtern die Glukosetoleranz. Sie »funktionieren«

nur bei leichtgradiger chronischer Niereninsuffizienz bis zu einem Serumkreatinin von 1,8 mg/dl.

- **β-Blocker**

Kardioselektive β-Blocker sind entgegen einer vielfach vertretenen Ansicht beim Diabetiker nicht kontraindiziert. Patienten sollten über eine veränderte Hypoglykämieempfindung informiert werden. β-Blocker waren ein protektives Prinzip nach Myokardinfarkt. Mit den modernen Interventionen und Therapeutika wird jedoch der (schon immer) marginale Nutzen der Betablocker wieder sehr in Frage gestellt und die negativen Auswirkungen müssen bedacht werden.

Hinsichtlich der Blutdrucksenkung sind sie nicht erste Wahl. Hier sehen wir am ehesten das stoffwechselneutrale Nebivolol. Alle anderen β-Blocker senken nur den peripheren, aber nicht den zentralen Blutdruck. Und sie führen zur Trägheit, Muskelschwäche, Trainingsmangel, Mangelperfusion der Muskulatur, Gewichtszunahme und begünstigen die Insulinresistenz und die negativen Komponenten des metabolischen Syndroms.

- **α-Blocker**

α-Blocker sind nach den Resultaten der ALLHAT-Studie (ALLHAT 2002; Davis et al. 2004) sehr umstritten und sollten nur als Reservemedikation eingesetzt werden, da sie offenbar nicht die über die erreichte Blutdrucksenkung zur erwarteten Risikoreduktion klinischer Endpunkte (MI, Schlaganfall, Tod) führen. Ferner sind diese mit dem Risiko der Orthostase behaftet.

- **ACE-Inhibitoren**

ACE-Inhibitoren haben sich im Zusammenhang mit dem Diabetes mellitus als gut geprüfte und effektive Antihypertensiva in der Primär- und auch der Sekundärprävention bewiesen. Sie haben einen nephroprotektiven Effekt und sind erste Wahl.

- **AT_1-Blocker**

AT_1-Blocker sind in Präventionsstudien für den Diabetes geprüft und können z. B. bei Nebenwirkungen der ACE-Inhibitoren diese ersetzen. Man kann mal ACE-Hemmer. und AT_1-Blocker kombinieren, dabei muss man initial das Kalium und die GFR kritisch beobachten. Dann sollte man aber niemals additiv einen β-Blocker (verschlechtert die Prognose) einsetzen und dazu niemals additiv einen Aldosteronantagonisten (Hyperkaliämie).

- **Kalziumantagonisten**

Kurz wirksame Kalziumantagonisten sind obsolet. Lang wirksame Kalziumantagonisten hingegen sind bewährte Mittel in der Blutdrucksenkung. Diese sind als Kombinationspartner gut geeignet. Auf Grund ihrer Stoffwechselneutralität mit den ACE-Hemmern sind sie auch die erste Wahl (◘ Tab. 13.2).

- **Kochsalzrestriktion**

Die Zufuhr in der westlichen Welt ist deutlich über 9 g/Tag. Empfohlen werden nicht mehr als 6 g/Tag. Es gibt salzsensitive Hypertoniker, die einen Abfall des systolischen Blutdrucks über 10 mmHg erfahren. Salzresistente Hypertoniker bleiben mit dem Blutdruck unverändert. Im Mittel liegt ihr Abfall des systolischen Blutdrucks bei

◘ **Tab. 13.2** Therapeutische Maßnahmen zur Blutdrucksenkung

Allgemeinmaßnahmen	Kochsalzrestriktion (<5–6 g NaCl/Tag) und Gewichtsreduktion, falls das Gewicht erhöht ist. Bewegung steigern, Muskeln aufbauen, Ausdauersportarten
ACE-Hemmer	Sie gelten zurzeit als Mittel der 1. Wahl, Nierenfunktion ist beobachten; Nebenwirkungen und einschleichende Dosierung sowie die Kontraindikationen (mehr als leichte Aortenstenose, Nierenarterienstenose u. a.) beachten
Angiotensin-II-Rezeptor-Blocker (sog. AT$_1$-Blocker)	Substanzen blockieren den Angiotensin-II-Rezeptorsubtyp 1; sie können alternativ zum ACE-Hemmer eingesetzt werden
Kalziumantagonisten	Nur moderne lang wirksame Substanzen
Carvedilol	Ein kombinierter β- plus α-Blocker. Eine Alternative zum ACE-Hemmer und zum Kalziumantagonisten
α1-Blocker	Reservemedikation, keinesfalls zur Monotherapie. Urapidil gut steuerbar.
β-Blocker	β1-selektive Substanzen sind zu bevorzugen. Absolut indiziert bei Angina pectoris und nach Herzinfarkt, relativ kontraindiziert bei arterieller Verschlusskrankheit, β-Blocker machen träge. Bei DM ohne KHK sind sie deshalb nicht Mittel der 1. Wahl. Sie senken den zentralen Blutdruck nicht in gleicher Weise wie den peripheren, sie sind nicht stoffwechselneutral und schwächen die Muskulatur. Als niedrig dosierte Kombinationspartner v.a. das Nebivolol einsetzbar

▣ Tab. 13.2 (Fortsetzung)	
Diuretika	Indiziert bei Herzinsuffizienz. Torasemid indiziert ab einer Kreatininclearance <30 ml/min. Negative metabolische Einflüsse, Hyponatriämie und Exsikkose
Clonidin, Moxonidin	Reservemedikation, es wird als Partner bei Vielfachkombinationen eingesetzt

5–10 mmHg. Aber bedeutungsvoll ist, dass diese Patienten unter dieser leichten Salzrestriktion deutlich besser auf gängige Antihypertensiva ansprechen und die Dosen der Antihypertensiva deswegen reduziert werden können. Gerade Diabetiker mit hohen Insulinspiegeln sprechen auf die Kochsalzrestriktion gut an. Aber im Alter besteht eine Neigung zur Hyponatriämie! Bei Betagten darf keine Kochsalzrestriktion stattfinden.

Besonders schwierig ist die antihypertensive Therapie bei Patienten mit **Orthostaseproblemen** im Rahmen einer autonomen Neuropathie (ADN). Beispielsweise kann das Ziel der eigentlich zwingend notwendigen Blutdrucknormalisierung bei Patienten mit Nephropathie oft nicht erreicht werden. Die massive Einschränkung der Lebensqualität durch die zunehmenden Orthostaseprobleme nehmen viele Patienten verständlicherweise nicht in Kauf. Erforderlich sind die begleitende physikalische Therapie der Orthostaseprobleme und eine langsam einschleichende antihypertensive Therapie. Diuretika und Alfablocker sollte man nicht geben. Hypotonien können zum zerebralen Insult und zum Herzinfarkt führen. Dann birgt die antihypertensive Therapie, die statisch gesehen sinnvoll ist, im Einzelfall enorme Risiken. Deshalb wird diese Anamnese sehr ernst genommen, und Blutdruck- sowie Pulsverhalten werden regelmäßig im Rahmen eines **Schellong-Tests** erfasst.

13.2   Herzerkrankungen

Das Risiko für KHK, Herzinsuffizienz, Vorhofflimmern und weitere Herzrhythmusstörungen bis hin zum plötzlichen Herztod ist bei Patienten mit Diabetes mellitus deutlich erhöht (◻ Tab. 13.3).

13.3   Weitere Folgeerkrankungen

Infektionen verlaufen schwerer. Man beobachtet gehäuft
- emphysematische Cholezystitiden,
- Pyelonephritiden, perinephritische Abszesse, Niereninfarkte, Papillennekrosen,
- Tuberkulose,
- Vulvovaginitiden, meist Candida,
- Haut- und Nagelmykosen,
- Abszessen mit Anaerobiern, Gramnegativen und Staphylokokken,
- Phlegmonen mit Strepto- und/oder Staphylokokken,
- Pyodermien,
- bakterielle Endokarditiden (Vitien).

Ursachen sind die Mangelperfusion und der, wegen des Zuckers, günstige Nährboden. Die Phagozytosefähigkeit der Leukozyten sinkt ab einem Blutzucker von 150 mg/dl

◻ Tab. 13.3 Herzerkrankungen bei Menschen mit Diabetes mellitus

Koronare Herzkrankheit	stummen Ischämien in 10–30% der Fälle Atemnot als KHK-Äquivalent, besonders bei Frauen Erhöhte Restenoserate nach PTCA Das Herzinfarktrisiko ist bei diabetischen Männern um den Faktor 3, bei diabetischen Frauen um den Faktor 6 erhöht
Linksherz-hypertrophie	Bei Hypertonie
Autonome Neuropathie	Frequenzstarre Bradykardien Tachykardien Fehlende Frequenzregulation bei Orthostase und Belastung
Vitien	Gehäufte Endokarditiden beim Diabetiker wegen Abwehrschwäche und Pyodermien
Kardio-myopathie	Bei schlechter Diabeteseinstellung wird auch der Energie- und Strukturproteinstoffwechsel der Herzmuskelzelle beeinträchtigt mit Fibrosierung des Interstitiums

(8,3 mmol/l), dies senkt Motilität und Funktion der Phagozyten.

Weitere Folgeerkrankungen listet ◻ Tab. 13.4 auf.

Die **Mönckeberg-Sklerose** betrifft muskelstarke Arterien, die beim Gesunden dicht von sympathischen Nervenfasern umgeben sind. Es bilden sich wandstarre Rohre ohne Lumeneinengung.

◻ **Tab. 13.4** Weitere Folgeerkrankungen des Diabetes mellitus

Mukormykose	Pilzbefall der oberen Luftwege, v. a. im Rahmen einer Ketoazidose
Hyperkaliämie	Manche Patienten neigen hierzu bei mangelnder Ansprechbarkeit der Niere auf Aldosteron, entsprechend einer renal tubulären Azidose Typ IV
Kontrakturen	Bei Diabetikern finden sich gehäuft Dupuytren-Kontrakturen sowie Kontrakturen der Beugesehnen, Sehnenscheiden-, Plantar- und Palmaraponeurosen
Wachshaut	Bevorzugt am Handrücken gefunden wird. Das Bild ähnelt einer Sklerodermie
Katarakt	Der schlecht eingestellte Diabetiker ist kataraktgefährdet
Glaukome	Eine Gefäßproliferation bis in den Linsenapparat kann zu Abflussstörungen in der vorderen Augenkammer führen
Refraktionsanomalien	Sie treten transitorisch bei osmotisch bedingten Veränderungen in Linse und Linsenhalteapparat auf. Ursächlich sind schwankende BZ-Spiegel bei schlechter Einstellung
Necrobiosis lipoidica	Degeneration und Entzündung der prätibialen Subkutis. Im Beginn ist es eine rote Papel, die sich zu flächenhaften Plaques mit dünner, durchscheinender, atrophischer Haut weiterentwickelt. Therapieoptionen: Kortikoidsalben und Kortikoidinfiltrationen in die gesunde Umgebung; ggf. Azetylsalizylsäure und Rheologika
Mönckeberg-Mediasklerose	Verkalkung der Tunica media meist kleiner und mittelgroßer Arterien, typischerweise an der unteren Extremität

Das tägliche klinische Problem ist die Erschwernis der Doppler-Untersuchung der Beinarterien. Mit einem einfachen Verfahren lassen sich selbst bei Vorliegen einer Mönckeberg-Sklerose recht zuverlässig die Knöcheldrücke bestimmen (Ouriel 2001; Johansson et al. 2002). Unter fortgesetzter Doppler-Ableitung wird das Bein angehoben, bis das Doppler-Signal sistiert. 13 cm Höhendifferenz entsprechen 10 mmHg.

Fettstoffwechselstörungen

P. Hien et al., *Diabetes 1x1*,
DOI 10.1007/978-3-642-44976-5_14,
© Springer-Verlag Berlin Heidelberg 2014

Typisch für Fettstoffwechselstörungen sind pathologische Lipidbefunde (◘ Tab. 14.1).

Zur Therapie der Hypercholesterinämie haben sich z. B. die Substanzen Simvastatin und Atorvastatin bewährt. Übliche Dosen sind für Simvastatin 20 und 40 mg, für Atorvastatin 10 mg oder auch 20 mg.

Vorgehen zur Überwachung jeder lipidsenkenden Therapie

— Nebenwirkung Myopathie und Rhabdomyolyse (Muskelkater)
— Mögliche Interaktionen, v.a. Grapefruit, Makrolide, Marcumar, Fibrate
— Labor nach 8 Wochen:
    – Kreatinkinase (CK, CPK): über das Dreifache, dann absetzen
    – ASAT: idem
    – ALAT: idem

Omega-3-Fettsäuren senken die Triglyzeridwerte um 10–20%. Sie können ebenfalls mit Statinen kombiniert werden. Es fehlen jedoch positive Outcome-Studien.

Die wichtigste Maßnahme ist die Lebensstiländerung. Mediterrane Kost mit viel Meeresfisch, Salaten und Gemüse, kalorienreduziert, fettarm mit komplexen Kohlenhydraten und mehrfach gesättigten Fetten ist wichtig, ferner das Meiden von schnell resorbierbarem Zucker und von Fructose. Dazu ist ein Ausdauer- und Muskeltraining zu gleichen Anteilen wichtig. Der Muskelaufbau ist wesentlich; Muskulatur schützt auf komplexe Weise vor kardiovaskulären Erkrankungen, stärkt

■ **Tab. 14.1** Pathologische Lipidbefunde

Hypercholesterin-ämie	Gesamtcholesterin >200 mg/dl (>5,2 mmol/l) Triglyzeride <200 mg/dl (<2,3 mml/l)
Hypertriglyzerid-ämie	Gesamtcholesterin <200 mg/dl Triglyzeride >200 mg/dl
Gemischte Hyperlipidämie	Gesamtcholesterin >200 mg/dl Triglyzeride >200 mg/dl

■ **Tab. 14.2** Nichtmedikamentöse Maßnahmen der Dyslipidämie

BZ-Normalisierung	Wichtigste, entscheidende und erste Maßnahme
Körperliche Aktivität	Vor allem wichtig beim D. m. Typ 2 mit Insulinresistenz
Gewicht	Ausdauer- und vor allem Muskel-aufbautraining Fettarme Kost und ausreichend komplexe KH Gewichtsreduktion, z. B. mit GLP-1-Analoga
Ernährung	Einfach gesättigte Fettsäuren (Olivenöl, Rapsöl, Walnuss, Erdnuss, Avocado u. a.), Meeresfisch als Eiweißquelle, Ballaststoffe Mit Diät allein ist eine Gesamt-cholesterinsenkung um 50 mg/dl (1,3 mmol/l) bzw. 10% möglich

◘ Tab. 14.2 (Fortsetzung)	
Ausschließen	Hypothyreose, nephrotisches Syndrom Große Mahlzeiten Ggf. primäre Hyperlipidämien (Familienanamnese)
Vermeiden	Alkohol, Fruchtsäfte, Soft-Drinks

◘ Tab. 14.3 Medikamentöse Therapie der Hyperlipidämien	
Fibrate	Ab einem Triglyzerid-Wert >400 mg/dl (4,5 mmol/l) Triglyzeridsenkung um 30–50% LDL-Cholesterin-Abfall um 15% HDL-Cholesterin-Anstieg um 10%
Statine	LDL-Senkung um 20–35% HDL-Cholesterin-Anstieg um 10%

das Immunsystem und vermindert auch Krebserkrankungen.

Bewährt hat sich dabei ein Absenken des LDL-C auf unter 100 mg/dl (<2,6 mmol/l) für Patienten ohne manifeste KHK. Nach einem Mykoardinfarkt profitieren die Patienten offenbar von einer noch deutlicheren LDL-Absenkung (<70 mg/dl [<1,8 mmol/l]). Anzustrebende Zielwerte beim HDL-Cholesterin für Männer >40 mg/dl und für Frauen >50 mg/dl. Die Triglyzeride liegen optimalerweise unter 150 mg/dl (◘ Tab. 14.2 und ◘ Tab. 14.3).

Insulintherapie

P. Hien et al., *Diabetes 1x1*,
DOI 10.1007/978-3-642-44976-5_15,
© Springer-Verlag Berlin Heidelberg 2014

Man unterscheidet folgende Formen:
- die intensivierte (konventionelle) Insulintherapie (ICT),
- die Insulintherapie mittels Pumpe (CSII),
- die Kombinationstherapie (OAD plus Insulin),
- die basale Insulintherapie plus OAD (BOT),
- die supplementäre Therapie (SIT),
- die konventionelle Insulintherapie (CT).

15.1 Eigenschaften verschiedener Insulinpräparate

Schnell wirksame Sie wirken sofort und nur über 2 h. Die Insulinanaloga Lispro (Humalog, Liprolog), Aspart (NovoRapid) und Glulisin (Apidra) sind dabei ultrarasch und kurz wirksame Substanzen (◘ Tab. 15.1).

Lange wirksame Glargin 20–24 h (Lantus) und Detemir 12–16 h (Levemir) sind lange wirksame Insulinanaloga.

Normalinsulin Humaninsulin wirkt nach 20 min über 3–6 Stunden, z. B. Actrapid.

Intermediärinsuline Wirken erst nach 1 h und dann über ca. 8 h, z. B. NPH-Insuline, wie Protaphane.

Alle Insuline enthalten **Konservierungsstoffe**. Die antibakterielle Wirkung dieser Substanzen verhindert eine bakterielle Kontamination der Ampullen. Außerdem wird eine Desinfektion der Haut vor der s.c.-Injektion damit für den Gebrauch durch den Patienten überflüssig.

◻ Tab. 15.1 Wirkcharakteristika einzelner Insulinpräparationen

Insulinpräparation	Wirkungs-beginn (h)	Wirkmaxi-mum (h)	Wirkungs-dauer (h)
Kurz wirksames Insulinanalogon	5 min	1	3
Normalinsulin	20 min	2	6
Intermediärinsulin (NPH)	2	4	12
Lange wirksames Analoginsulin	4	12	24

15.2 Physiologie der Insulinwirkung

15.2.1 Wirkungen des Insulins

Bei gesunden Menschen werden pro Tag in etwa 46 E Insulin produziert und sezerniert. 1 E/h entfällt auf die Basissekretion an Insulin. Bei Nahrungskarenz produziert die Leber 10 g Glukose pro Stunde. Bei längeren Hungerzeiten können Gehirn und Muskulatur auf die Verwertung von Ketonkörpern aus der Lipolyse umschalten. Insulinmangel würde zur ungehemmten Glukagonämie führen (◻ Tab. 15.2).

◻ **Tab. 15.2** Insulinwirkungen in verschiedenen Organen und Organsystemen	
In der Leber	Glukoseaufnahme Glykogensynthese Glykolyse Eiweiß-, Funktionsprotein- und Enzymsynthese
Im Fettgewebe	Fettaufnahme und Fettsynthese Glukoseaufnahme
In der Muskulatur	Glukoseaufnahme Glykolyse Glykogensynthese Proteinsynthese
Im Pankreas	Hemmung der Glukagonsekretion

15.2.2 Insulinwirkung bei s.c.-Injektion

Die Insulinwirkung bei s.c.-Injektion ist in ◻ Tab. 15.3 aufgeführt.

Die Wirkdauer ist dosisabhängig. Dosierungen über 20–30 IE splittet man deshalb. So kann die subkutane Injektion von z. B. 16 E Normalinsulin über 10 Stunden wirken. Das heißt: Man muss nach vier und acht Stunden wieder essen, um keine Unterzuckerung zu bekommen (◻ Abb. 15.1).

◻ Tab. 15.3 Insulinwirkungen bei s.c.-Injektion

Injektions- ort	Abdomen	Hier ist die rascheste Resorption mit Wirkbeginn nach ca. 15–30 min und Wirk- maximum nach 45–60 min für Normalinsulin
	Oberschenkel	Hier ist die trägste Resorption mit Wirkbeginn nach ca. 15–45 min und Wirkma- ximum nach 60–90 min. Im Vergleich zur Injektion am Abdomen werden nur 75% der Insulinmenge resorbiert
	Oberarm	Keine geeignete Injektionsstelle, da intramuskuläre Injektionen häufig
Außentem- peratur	Wärme: z. B. heißes Bad, Sonnenbad	Sie bewirkt eine Verdoppelung des Insulinspiegels bei sehr schneller Resorption
	Kälte: z. B. im Winter	Dies bewirkt eine verzögerte Resorption, verlängerte Wirkdauer und bis zu 50% reduzierte Insulinspiegel im Vergleich zu normaler Hauttemperatur
Massage	Am Injektionsort	Mit dieser Massage nimmt die Resorptionsgeschwindigkeit um 30% zu und damit auch der Insulinspiegel
Kreislauf- verhältnisse	Zentralisation	Nach s.c.-Injektion keine Resorption oder zumindest eine sehr unzuverlässige Wirkung
Muskelarbeit		Schnellere Resorption Dies ist unabhängig vom Injektionsort, also egal, ob sich ein Radfahrer in den Bauch oder den Oberschenkel spritzt
Versehentliche i.m.-Injektion		Die Resorptionsgeschwindigkeit und die Insulinspiegel verdoppeln sich

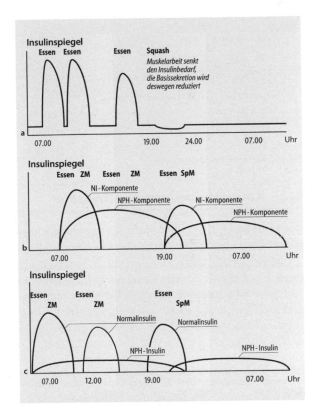

■ **Abb. 15.1 a–c** **a** Physiologische Insulinspiegel bei normaler Pankreasfunktion; **b** Insulinspiegel unter Therapie mit NPH-Mischinsulinen, z. B. Mischung Normal/NPH 30/70. Eine konventionelle Insulintherapie mit zwei Drittel der Dosis am Morgen und einem Drittel abends (NI = Normalinsulin, ZM = Zwischenmahlzeit, SpM = Spätmahlzeit); **c** Insulinspiegel unter Therapie mit NPH- und Normalinsulin. CAVE: kleine Mengen NPH-Insulin können nur sehr kurz wirken (~ 8 h!)

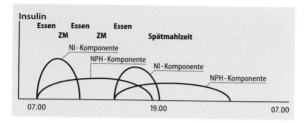

◘ Abb. 15.2 Insulin unter einer konventionellen Insulintherapie, z. B. mit Normal/NPH-50/50-Insulin

15.3 Konventionelle Insulintherapie

Die konventionelle Insulintherapie (CT) ist die am häufigsten eingesetzte Insulintherapie bei Patienten mit Typ-2-Diabetes. Bei CT wird nach einem starren Schema in der Regel 2-mal täglich ein Mischinsulin (30/70, besser aber 50/50) injiziert, meist wird in einer Verteilung von morgens zwei Drittel und abends ein Drittel der Insulindosis vor dem Essen gespritzt (◘ Abb. 15.2). Vor- und Nachteile der CT sind in ◘ Tab. 15.4 und ◘ Tab. 15.5 aufgeführt.

> **Indikationen für eine CT beim Typ-2-Diabetiker**
> — Sie können z. B. perioperativ oder bei Sepsis vorübergehend insulinpflichtig werden.
> — Zur partiellen Insulinsubstitution im Rahmen einer Kombinationstherapie OAD/Insulin.
> — Falls die Insulineigenproduktion erschöpft ist u. eine intensivierte Insulintherapie nicht sinnvoll ist.
> — Passager, zur Durchbrechung einer Insulinresistenz bei anhaltend hohen Blutzuckerspiegeln.

☐ Tab. 15.4 Nachteile der CT

Häufiges Essen	5- bis 7-mal Essen/Tag, um eine Hypoglykämie zu vermeiden
Starres Schema	Essensunregelmäßigkeiten, Sport oder eine Veränderung des Tag-Nacht-Rhythmus sind kaum möglich
Oft Gewichtszunahme	Diese ist in der Regel unerwünscht. Sie wird bewirkt durch hohe Insulinspiegel plus häufiges Essen; dies kann natürlich im Einzelfall erwünscht sein
CT mit Humaninsulinen versus CT mit Analogoinsulinen	Es gibt Hinweise, dass die Zahl von Hypoglykämien bei Verwendung von Prä-Mix-Analoginsulinen gegenüber Prä-Mix-Humaninsulinen vermindert ist, insbesondere schwere nächtliche Hypoglykämien sind mit Analoginsulinen seltener
Schlechte BZ-Einstellung	In der Regel ist die Einstellung mit der supplementären bzw. komplementären intensivierten Insulintherapie bei Typ-2-Diabetikern »schärfer«

☐ Tab. 15.5 Vorteile der CT

Einfache Handhabung	Der Patient, die Pflegenden oder Angehörigen können mit dem einfachen Behandlungsschema gut umgehen
Wenige Blutzuckerkontrollen	Falls Selbstkontrolle möglich, 3-mal 3 BZ-Werte/Woche; ansonsten 1-mal 3 BZ-Werte/Woche durch Versorgende

15.3.1 Spritz-Ess-Abstand

Bei Mischinsulinen auf der Basis von Humaninsulin beträgt der Spritz-Ess-Abstand ca. 30 Minuten. Bei einem präprandialen BZ <145 mg/dl (8,0 mmol/l) liegt der Spritz-Ess-Abstand bei 15 Minuten, bei über 145 mg/dl (8,0 mmol/l) kann er bei 45 Minuten liegen, um eine ausreichende Insulinanflutung zum Essen zu gewährleisten.

Biphasische Insuline, die sich aus NPH-gebundenem und freiem Analoginsulin zusammensetzen, zeigen das schnelle Anfluten des Analoginsulins, also kein SEA. NPH-Mischinsulin mit »schnellen« Analoginsulinen (z. B. NovoMix-50) kann somit in der Regel unmittelbar vor den Mahlzeiten oder in Ausnahmesituationen (z. B. ältere Menschen mit stark wechselnden Essmengen) nach dem Essen gespritzt werden.

> **Praxistipp**
>
> Es sollte gerade bei älteren Menschen an eine Insulingabe erst nach der Mahlzeit bei präprandialem BZ-Niveau <130 mg/dl (~7 mmol/l) gedacht werden, um hypoglykäme Episoden sicher zu vermeiden.

Die **Dosierung** beginnt beim D. m. Typ 2 einschleichend, da meist noch eine Restsekretion vorliegt. Eine partielle Insulinsubstitution ist für Typ-2-Diabetiker in der Regel über viele Jahre ausreichend. Beispielsweise kann eine NI/NPH-50/50-Dosierung von 16–0–0 E oder 20–0–10 E zu einer normnahen BZ-Einstellung führen.

Die Wirksamkeit der oralen Antidiabetika wird beim Typ-2-Diabetiker im Rahmen der Kombinationstherapie zusätzlich genutzt. Man steigert die Insulindosis in 10- bis 20%-Schritten.

15.3.2 Supplementäre Insulintherapie

Die supplementäre Insulintherapie (SIT) kann häufig gut bei Typ-2-Diabetikern eingesetzt und den individuellen Bedürfnissen und Möglichkeiten angepasst werden. Hierbei wird der insbesondere durch die Hauptmahlzeiten vermehrte Insulinbedarf durch dreimal tägliche Bolusgaben eines Normalinsulins oder kurz wirksamen Insulinanalogons (auch nach dem Essen möglich) substituiert.

Man kann ein starres Schema wählen, das natürlich auch eine feste Nahrungsaufnahme voraussetzt. SIT ist gut kombinierbar mit abendlichen Basalinsulin oder mit OAD.

15.4 Intensivierte Insulintherapie

Die intensivierte Insulintherapie (Synonyme: funktionelle, intensivierte konventionelle oder Basis-Bolus-Insulintherapie) orientiert sich an der physiologischen Insulinsekretion. Zu den Mahlzeiten spritzt man schnellwirksames Normalinsulin (oder Analoginsulin) als Bolusinsulin, um die Kohlenhydrate abzudecken. Die natürliche Basissekretion würde man am besten durch 3–4-mal NPH-Insuline imitieren.

◪ **Tab. 15.6** Indikationen für die intensivierte Insulintherapie	
Typ-1-Diabetiker	Eigentlich immer, außer der Patient ist mental nicht dazu in der Lage, zu alt und/oder schwer pflegebedürftig
Schwangere Diabetikerinnen	Typ-1-Diabetikerinnen mit konventioneller Insulintherapie müssen umgestellt werden, um eine optimale Einstellung zu erreichen
Gestations-diabetes	Falls Diät und körperliche Bewegung nicht ausreichen, folgt die intensivierte Insulintherapie
Typ-2-Diabetiker	Der Typ-2-Diabetiker mit erschöpfter Eigenproduktion wird insulinpflichtig. Für die intensivierte Therapie sollten die nötigen Voraussetzungen gegeben sein, also Verständnis und aktive Durchführung der Therapie
Dekompensierter Typ-2-Diabetes	Die anhaltende Hyperglykämie bei metabolischem Syndrom und Insulinresistenz kann durch eine passagere Insulintherapie durchbrochen werden, falls Diät und Bewegungstherapie fehlschlagen. Ebenfalls passager bei schweren Erkrankungen, Traumata, Kortisontherapie oder Operationen

Die intensivierte Insulintherapie ist Therapie der Wahl beim Typ-1-Diabetiker und ist somit immer anzustreben (◪ Tab. 15.6). Sie sollte auch bei Typ-2-Diabetikern als mögliche Behandlungsform diskutiert werden. Sie ist im weit fortgeschrittenen Sekundärversagen indiziert, sobald die Kombinationstherapie mit OAD/Insulin

◘ Tab. 15.7 BZ-Sollwerte unter der intensivierten Insulintherapie	
Präprandial und nüchtern	80–120 mg/dl (4,4–5,5 mmol/l)
1 h postprandial	<160 mg/dl (8,9 mmol/l)
2 h postprandial	<140 mg/dl (7,8 mmol/l)
Vor dem Schlafengehen - bei stabiler Einstellung - bei instabiler Einstellung - bei Brittle-Diabetes	>110 mg/dl (6,1 mmol/l) ~120 mg/dl (6,7 mmol/l) ~140 mg/dl (7,8 mmol/l) 160–180 mg/dl (8,9–10,0 mmol/l)

keine normnahen BZ-Einstellungen mehr gewährleistet (◘ Tab. 15.7).

Bei Patienten mit Typ-1-Diabetes soll zur Vermeidung von mikroangiopathischen und neuropathischen Folgekomplikationen ein HbA_{1c}-Zielwert in der Nähe des Normbereichs (<7–7,5% bzw. 53–58 mmol/mol) angestrebt werden.

Bei **instabiler BZ-Situation** wird der BZ-Abendwert auf 160–200 mg% für 2–8 Wochen akzeptiert, um Hypoglykämien in der Nacht systematisch zu eliminieren; erst dann erfolgt die vorsichtige Absenkung.

Ein präprandialer BZ, der regelhaft <80 mg/dl (4,4 mmol/l) liegt, ist nicht erwünscht, da die Frühzeichen einer Hypoglykämie zunehmend schlechter wahrgenommen werden (zentralnervöser Gewöhnungseffekt und abfallende hormonelle Gegenregulation).

Ein BZ <110 mg/dl (6,1 mmol/l) vor dem Schlafengehen führt in bis zu 50% der Fälle zu nächtlichen Hypo-

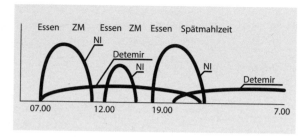

■ **Abb. 15.3** Detemir-Insulin als Basisinsulin (2-mal Injektion)

glykämien; deshalb wird ein BZ von 120–140 mg/dl (6,7–7,8 mmol/l) angestrebt. Einmalige Entgleisungen, z. B. ein BZ von 200 mg/dl (11,1 mmol/l) vor dem Schlafengehen, können sich über Nacht ohne zusätzliches Normalinsulin selbst regulieren.

Das Ziel ist eine nahezu normoglykämische BZ-Einstellung mit HbA_{1c}-Werten 10–20% über der Norm. Eine »schärfere« Einstellung scheint das Risiko der Folgeerkrankungen kaum noch zu senken; sie würde jedoch die Inzidenz schwerer Hypoglykämien erhöhen, die den statistischen Nutzen einer intensivierten Insulintherapie zunichtemachen können. Beispielhaft seien Demenzrisiko und die möglicherweise fatalen Risiken schwerer Hypoglykämien bei Patienten im Alter, mit einer KHK, Arrhythmien oder im Straßenverkehr erwähnt.

Durch die gute Steuerbarkeit und Flexibilität (■ Abb. 15.3) können mit der intensivierten Insulintherapie diese beiden Ziele, normnahe Stoffwechseleinstellung und die Vermeidung schwerer Hypoglykämien, erreicht werden. Sie ist der Pumpenbehandlung fast ebenbürtig und der konventionellen Insulintherapie eindeutig überlegen.

In der **Remissionsphase des DM 1** ist die Eigenproduktion des Pankreas noch erhalten. Trotzdem werden diese Patienten lückenlos mit Basal- und Bedarfsinsulin substituiert, weil durch die ICT die Restsekretion länger erhalten bleibt, verbunden mit einer geringeren Wahrscheinlichkeit akuter Entgleisungen (Hypo- und Hyperglykämien) und mikrovaskulärer Komplikationen. Der Insulinbedarf ist reduziert, meist kleiner als 0,4 E/kg KG/Tag. Die Remissionsphase kann durch eine normoglykämische BZ-Einstellung auf 1–2 Jahre ausgedehnt werden. Die Ansprechbarkeit der β-Zellen erleichtert die BZ-Einstellung und gleicht kleinere Fehler aus.

15.5 Bestimmung der Insulindosis

15.5.1 Insulindosierung bei Typ-2-Diabetes

Die Insulinbehandlung des Typ-2-Diabetespatienten wird häufig erst dann begonnen, wenn die Maximaldosis verschiedener oraler Antidiabetika nicht mehr zu einer befriedigenden Stoffwechselkontrolle führt. Ist der Stoffwechsel massiv entgleist, sind häufig sehr hohe Insulindosen notwendig.

Die Insulinsubstitution orientiert sich am Blutzuckerverlauf.

Insulinsubstitution und Blutzucker

- ━ Hohe Nüchternblutzucker: Gabe eines abendlichen NPH-Insulins möglichst spät am Abend s.c. i.d. Oberschenkelbereich
- ━ Postprandiale Blutzuckerspitzen: Gabe von Bolusinsulin, Normal- oder Analoginsulin
- ━ In der Einstellungsphade initial 6- bzw. 8-Punkt Blutzuckerprofile
- ━ Die Insulindosierung liegt initial bei 10–40 E/Tag
- ━ Bei ausgeprägter Insulinresistenz ist der Insulinbedarf z.T, extrem hoch bis um 300 E/Tag
- ━ Eine Insulinmast ist zu vermeiden, also Ernährung und Training beachten; meist Kombination mit Metformin, DPP-4-H, am besten mit kurz wirksamen GLP-1-Analoga oder auch mal Pioglitazon.

15.5.2 **Intensivierte Insulintherapie bei DM 1**

Die intensivierte Insulintherapie ahmt den Insulinhaushalt von Gesunden nach. Bei der ICT wird der basale Insulinbedarf (Basis) durch ein Verzögerungsinsulin gedeckt. Zusätzlich wird zu den Mahlzeiten die passende Menge an kurz wirksamem Insulin als Bolus gespritzt; ferner erfolgt beim Verfehlen der Blutzuckerziele die Gabe von Korrekturinsulin.

- **Basalinsulin**

Grundsätzlich gilt, dass etwa die Hälfte der benötigten Insulintagesmenge als Basalinsulin verabreicht wird. Die meisten neu diagnostizierten Typ-1-Diabetiker können anfangs mit einer Gesamttagesdosis von 0,2–0,4 E/kg KG eingestellt werden. Die Gesamtmenge an Insulin (sowohl an Basal- als auch an Bolusinsulin) beträgt 0,7 Einheiten pro kg KG, bei adipösen Menschen ist der Insulinbedarf aufgrund der bestehenden Resistenz deutlich erhöht, und zwar bis auf 1,5 Einheiten und mehr. Jugendliche, besonders in der Pubertät und in Wachstumsphasen, benötigen oft höhere Insulindosen. Als Basalinsulin können NPH-Insulin oder lang wirkende Insulinanaloga verwendet werden. Bei NPH-Insulin sind in der Regel 3 Gaben nötig; bei ganz feiner Steuerung werden analog zur Insulinpumpe mit Tagesrhythmik 3–4 geringe Dosen NPH-Insulin injiziert (Schema nach Renner und Willms). Lange wirksame Insulinanaloga können einmal täglich (Glargin, oft besser zweimal), morgens oder abends, gegeben werden oder auch zweimal täglich (Detemir).

Zur Bestimmung der benötigten Basalinsulindosis kann ein sog. Fastentest hilfreich sein, bei dem jeweils eine Hauptmahlzeit ausgelassen wird. Zum Beispiel: Beginn bei gutem BZ-Wert morgens; es wird nur das Basalinsulin gegeben und kein Frühstück eingenommen, bei Nahrungskarenz erfolgen alle 2–3 Stunden Messungen; der BZ-Wert sollte zwischen 100 und 150 mg/dl schwanken.

■ **Prandiales Insulin**

Für die präprandiale Insulingabe werden Normalinsuline oder schnell wirkende Insulinanaloga verwendet. Der prozentuale Anteil am Tagesinsulinbedarf sollte etwa 40–60% des Tagesinsulinbedarfs betragen. Die HbA_{1c}-Unterschiede zwischen Einstellungen mit Normalinsulinen und Analoginsulinen sind nur gering.

BZ-Bestimmungen zur Überprüfung der **prandialen Insulinsubstitution**:

━━ frühe postprandiale Blutzuckerwerte (1–2 Stunden),
━━ späte postprandiale Blutzuckerwerte (3–5 Stunden).
Wird der BZ-Zielbereich erreicht?

Bei der Verwendung von **schnell wirksamen Analoginsulinen** (Humalog, NovoRapid, Apidra) als Bedarfsinsulin oder Korrekturinsulin müssen deren schnellere Anflutung und kürzere Wirkzeiten beachtet werden. So kann eine Korrektur hyperglykämer BZ-Werte nach einer Mahlzeit deshalb zeitlich früher im Vergleich zum Normalinsulineinsatz nötig werden. Die sonst dargestellten Regeln für die Verwendung als Bedarfs- oder auch Korrekturinsulin können bei der Einstellung zunächst wie für Normalinsuline übernommen werden (◘ Tab. 15.8).

Überprüfung des Insulinplans

Wird ein großer Anteil der Gesamtinsulindosis als Korrekturinsulin verabreicht (mehr als 20% der Gesamtinsulindosis), sollte der bisherige Insulinplan sofort überprüft und ggf. korrigiert werden (◘ Tab. 15.9).

Dies sind Durchschnittswerte; individuell, u.a. abhängig von der Fettmasse, Tageszeit und der körperlichen Aktivität.

◘ **Tab. 15.8** Größenordnungen des täglichen Insulin- und Energiebedarfs

Alter	Insulin-bedarf (IE/kg KG/Tag)	Energie-bedarf (100 kcal ≙ 1 BE) (kcal/kg KG/Tag)	Bedarfs-/Basal-insulin-Verhältnis	Basal-bedarf (IE/kg KG/Tag)
Kind	1,0	45–70	65/35	0,36
Jugend-licher	0,8	35–45	55/45	0,36
Erwach-sener	0,7	25–35	50/50	0,36

◘ **Tab. 15.9** Korrekturinsulinbedarf, abhängig vom Körper-gewicht

20–30 kg KG	1 E Normalinsulin senkt den BZ um 100 mg/dl (5,5 mmol/l)
30–40 kg KG	1 E Normalinsulin senkt den BZ um 70 mg/dl (3,9 mmol/l)
40–50 kg KG	1 E Normalinsulin senkt den BZ um 50 mg/dl (2,8 mmol/l)
ab 50 kg KG	1 E Normalinsulin senkt den BZ um 30 mg/dl (1,7 mmol/l)

Im Folgenden werden Beispiele für die BZ-Korrektur, Probleme bei der Insulindosierung nach BZ sowie Kriterien zur BZ angeführt (◘ Tab. 15.10, ◘ Tab. 15.11 und ◘ Tab. 15.12).

◼ **Tab. 15.10** Beispiele für die BZ-Korrektur

Soll-Nü-BZ	100 mg/dl (5,5 mmol/l)
Ist-Nü-BZ	180 mg/dl (10,0 mmol/l)
Bedarfsinsulin	8 E pro 4 BE morgens (≙ BE-Faktor von 2,0)
Körpergewicht	50 kg
Korrekturdosis	Erfahrungsgemäß 40 mg/dl (2,2 mmol/l) pro E, d. f.: 2 E
Präprandiale Dosis	Normalinsulin: 8+2 E NPH-Insulin: konstant, wie gewöhnlich

◼ **Tab. 15.11** Probleme bei der Insulindosierung nach BZ

Morgendlicher Nü-BZ	Beispielsweise: - >2-mal in Folge 180 mg/dl (10,0 mmol/l), d. f.: - Nächtlichen BZ-Verlauf überprüfen, Hypoglykämien zwischen 0 und 3 Uhr ausschließen - Späte (ca. 23.00 Uhr) NPH-Injektion s.c. in den Oberschenkel - Spätabendliche NPH-Dosis um 10% steigern - Länger wirksames Verzögerungsinsulin applizieren, falls Erhöhungen in den frühen Morgenstunden auftreten (»Morgenröte-Phänomen«)
Postprandialer BZ	Z. B. >2-mal in Folge nach 4 h überhöht, d. f.: - Basalratentest und ggf. vorhergehende Basalinsulindosis um 10% steigern Z. B. >2-mal in Folge nach 2–3 h überhöht, d. f.: - Bedarfsinsulin steigern

☐ **Tab. 15.12** Kriterien zur Insulindosierung	
Körpergewicht	Umso schwerer, desto höher der Insulinbedarf, v.a. wenn es Fett ist
BE	Bedarfsinsulin: E/BE
Präprandialer BZ	Korrekturinsulin
Tageszeit	Hormonell bedingte Schwankungen des Insulinbedarfs
Zusätzlich zu beachten sind:	
Erhöhter Bedarf	Bei erhöhter Insulinresistenz, z. B. Infekt, Operation etc.
Erniedrigter Bedarf im Rahmen ...	- von körperlicher Aktivität - der Remissionsphase - der Autoregulation - guter Muskulatur

15.5.3 Insulindosierung und Blutzuckerspiegel

Die Dosierung wird sich nachfolgend immer auf den schlanken, 70 kg schweren Standardmenschen beziehen, um die Verständlichkeit zu erleichtern und die Ausführungen nicht unnötig zu komplizieren.

Je höher der BZ ist, desto weniger wird er pro Einheit Normalinsulin gesenkt:

- BZ <100 mg/dl – 1 E Normalinsulin: BZ-Senkung um 40 mg/dl,
- BZ <200 mg/dl – 1 E Normalinsulin: BZ-Senkung um 30 mg/dl,
- BZ >300 mg/dl – 1 E Normalinsulin: BZ-Senkung um 20 mg/dl.

Bei Verwendung von **Normalinsulin** als Korrekturinsulin ist ein BZ-Abfall von maximal 100 mg/dl (5,5 mmol/l) pro Stunde zu erwarten. Bei Verwendung **schnell wirksamer Analoginsuline** kann der BZ-Abfall bis zu 200 mg/dl (11,1 mmol/l) pro Stunde betragen.

Der BZ kann in zwei Ausnahmesituationen schneller abfallen:

Zum einen kann er bei körperlicher Belastung bis zu 150 mg/dl (8,3 mmol/l) pro Stunde abfallen, zum anderen kann er noch schneller nach dem Ausgleich einer schweren oder protrahierten Hypoglykämie »abrauschen«, da die insulinabhängigen Zellen einen enormen Glukosebedarf entwickelt haben. Wenn man unterzuckerte Patienten mit 50 ml Glukose 40% i.v. auf einen BZ von 250 mg/dl (13,9 mmol/l) bringt, sind sie nach 15 Minuten wieder im Unterzucker. Die insulinunabhängigen Organe »saugen« nach einer Hypoglykämie Glukose auf.

Korrekturinsulin

Das Korrekturinsulin wird zum Bedarfsinsulin, das die BE abdeckt, addiert. Da die Korrekturinsulindosis vom Körpergewicht abhängt, sinkt der BZ-Spiegel bei kleinen, schlanken Menschen oder Kindern natürlich pro 1 E Normalinsulin um mehr als 30 mg/dl (1,7–2,8 mmol/l) (s. u.). Es lässt sich dieser individuelle Bedarf an Korrekturinsulin ermitteln: Senkt 1 E zusätzliches Korrekturinsulin den BZ nach 2–3 Stunden immer um 70 mg/dl (~4 mmol/l), so rechnet dieser Patient künftig seine Korrekturinsulindosis mit der 70er-Regel aus bzw. wendet die Korrekturzahl 4 an. Andererseits kann dies bei Adipösen mit Insulinresistenz ganz gegenteilig sein; hier gilt nicht selten die 10er-Regel, also: 1 IE Insulin senkt den BZ nur um 10 mg/dl.

> **Praxistipp**
>
> Normalinsulin oder Analoginsulin korrigieren präprandial entgleiste BZ-Werte. Als Faustregel gilt: Beim Erwachsenen senkt 1 E kurz wirksames Insulin den BZ meist um 30 mg/dl (30er-Regel zur BZ-Korrektur bei mg/dl, Korrekturzahl 2–3 bei mmol/l).

Seltene Ausnahmen sind zu bedenken. Beispielsweise können schlanke, muskulöse und körperlich sehr aktive Menschen den BZ um mehr als 40 mg/dl mit 1 E Normalinsulin senken.

Regeln zum Korrekturinsulin
- Beim schlanken DM 1-Erwachsenen sinkt der BZ z. B. um 50 mg/dl (2,8 mmol/l) pro E Insulin (sog. 50er-Regel), der präprandiale Ziel-BZ liegt etwa bei 108 mg/dl (~6 mmol/l).
- Korrekturinsulin = BZ-Ist minus BZ-Soll geteilt durch 50 (bei mmol/l durch 2,8).
- Beim Unterschreiten des Ziel-BZ, z. B. BZ von 50 mg/dl (~3 mmol/l), ist die Differenz minus 100 (5,5), 2 E weniger bewirken theoretisch den erwünschten BZ-Anstieg um 100 mg/dl (~5,5 mmol/l). Üblich und wesentlich sicherer ist jedoch, den Zielwert durch Aufnahme

▼

> schnell resorbierbarer KH zu erreichen
> (z. B. 1 BE Traubenzucker oder Saft heben
> den BZ um etwa 40 mg/dl [2 mmol/l]).
> Zusätzlich verzichtet man auf das Abdecken
> 1 BE.
> ▬ Im Überzucker, z. B. BZ von 250 mg/dl
>   (13,9 mmol/l), ist die Differenz plus 100,
>   2 E mehr senken den BZ um 100 mg/dl
>   (~6 mmol/l).

Vor dem Schlafengehen korrigiert man BZ-Werte bis 150–200 mg/dl (8,3–11,1 mmol/l) nicht, da der Insulinbedarf nach Mitternacht abfallen kann und sich eine Entgleisung in der Regel nachts von selbst reguliert. Ist der BZ vor dem Schlafengehen wiederholt überhöht, so wird also nicht Korrekturinsulin injiziert, sondern geprüft, ob das vorhergehende Basal- oder Bedarfsinsulin ausreichend ist (◘ Tab. 15.13).

Ausnahmsweise eine niedrigere Dosis ist nach 21:00 Uhr erlaubt bei der Ersteinstellung (zur Sicherheit), bei einer Hypoglykämiewahrnehmungsstörung, bei schlanken Menschen und Kindern sowie vor und nach Sport. Eine höhere Dosis darf man verabreichen bei Insulinresistenz (► Abschn. 15.7).

Spritz-Ess-Abstand (SEA)

Der SEA ist ein wichtiges Instrument in der BZ-Einstellung. Je höher der präprandiale BZ liegt, desto länger ist der SEA; dann flutet das Insulin nicht nur an, sondern senkt auch den präprandialen BZ.

◘ Tab. 15.13 Empfehlungen zur Variation des SEA und Korrekturinsulingabe in Abhängigkeit vom präprandialen BZ-Spiegel. Es wird ein präprandialer BZ-Zielwert von ~108 mg/dl bzw. ~6,0 mmol/l zugrunde gelegt

BZ (mg/dl)	(mmol/l)	SEA Normalinsulin (min)	SEA Analoginsulin (min)	Korrekturinsulin früh und abends (40er; 1 IE senkt BZ um ~2 mmol/l)	Korrekturinsulin mittags (50er; 1 IE senkt BZ um ~3 mmol/l)	Korrektur-BE (1 BE hebt BZ ~2 mmol/l bzw. ~40 mg/dl)
<40	<2,2	0	nach dem Essen	−2 IE	−2 IE	+2 BE
40–60	2,2–3,3	0	nach dem Essen	−1 IE	−2 bis −1 IE	+1 BE
60–80	3,3–4,4	0	nach dem Essen	−1 IE	−1 IE	
80–120	4,4–6,7	15	0	0 IE	0 IE	
120–145	6,7–8,0	15–30	10	0 bis +1 IE	0 IE	
145–180	8,0–10,0	30	15	+1 bis +2 IE	0 bis +1 IE	
180–200	10,0–11,1	30	15	+2 IE	+1 IE	
220–240	11,1–13,3	45	20	+2 bis +3 IE	+1 bis +2 IE	
240–270	13,3–15,0	45–60	20–30	+3 bis +4 IE	+2 bis +3 IE	
270–310	15,0–17,2	60	30	+4 bis +5 IE	+3 IE	

Dicke Patienten mit schlecht kapillarisiertem Fettgewebe werden den SEA um 15 Minuten verlängern. NI/NPH-Mischinsulin erfordert ebenfalls einen um 15 Minuten längeren SEA, da die Anflutung aus dem größeren subkutanen Depot verlangsamt ist. Diabetiker mit einer Gastroparese wählen kürzere Intervalle.

Gerade für Berufstätige und für Kinder sind lange SEA oft nicht praktikabel und werden, obwohl notwendig, meist nicht eingehalten. Mit schnell wirksamen Analoginsulinen (Humalog, NovoRapid, Apidra) (▶ Abschn. 20.9) können sehr gut geschulte Patienten einen langen SEA umgehen, z. B. vor dem Frühstück, wenn ein langer SEA bei hohem Nü-BZ nicht einzuhalten ist.

Wirkdauer

Die präprandiale Normalinsulindosis (Bedarfs- plus Korrekturinsulin) sollte in der Regel 12 oder gar 15 E nicht überschreiten, da sonst die Wirkdauer (10 Stunden) zu lang wird. Diesem Problem kann man auf drei Arten begegnen: Bei massiv entgleistem BZ, z. B. 300 mg/dl (16,6 mmol/l) injiziert man nur die Korrekturdosis von 4–5 E und wählt einen SEA von einer Stunde (◘ Tab. 15.14). Nach dieser Stunde könnte man nochmals den BZ stixen, oder man verlässt sich darauf, dass die BZ-Korrektur so richtig war. Es folgt präprandial ohne SEA das Bedarfsinsulin. Zum Zweiten wird die Gesamtdosis Normalinsulin auch kleiner, wenn man für die Zwischenmahlzeit separat Insulin spritzt. Zum Dritten kann man Normalinsulin präprandial splitten; z. B. statt 12 IE besser zweimal 6 IE an zwei verschiedenen Stellen injizieren.

◨ **Tab. 15.14** SEA-Empfehlungen für Patienten mit Bolusinsulin

BZ-Werte	Maßnahmen
BZ unter/ bei 3,5 mmol/l (≤63 mg/dl)	+1 BE – (2 BE) Traubenzucker oder gesüßten Saft; dann spritzen; sofort essen (oder Humalog/Novo rapid/ Apidra/Liprolog nach dem Essen spritzen)
BZ im Zielbereich	Etwa 10–15 Minuten nach dem Spritzen essen (bei Humalog/Novo rapid/Apidra/Liprolog sofort Essen)
BZ über 8 mmol/l (>145 mg/dl)	Etwa 30 Minuten nach dem Spritzen essen
BZ über 11 mmol/l (>200 mg/dl)	Etwa 45 Minuten nach dem Spritzen essen
BZ über 14 mmol/l (>250 mg/dl)	Etwa 60 Minuten nach dem Spritzen essen

Patienten mit Humalog/Novo rapid/Apidra/Liprolog halbieren ab einem BZ von 8 mmol/l die angegebenen Zeiten! Bei Menschen mit Diabetes mellitus Typ 2 mit ausgeprägter Insulinresistenz sollte über die Umstellung auf kürzer wirkende Insulinanaloga nachgedacht werden.

Nüchtern-Blutzuckerspiegel

In ◨ Tab. 15.15 sind Nüchtern-BZ-Spiegel und die Konsequenzen für die Insulindosierung aufgeführt.

◼ **Tab. 15.15** Nüchtern-BZ-Spiegel und Konsequenzen für die Insulindosierung

Nüchtern-BZ-Spiegel	Konsequenzen
50 mg/dl (2,8 mmol/l) plus Hinweise für Unterzucker	Die abendliche Basalinsulindosis um 10% reduzieren
50–60 mg/dl (2,8–3,3 mmol/l)	Mit Hypoglykämiesymptomen geht man vor wie oben. Ohne Hypoglykämiesymptome zur Sicherheit Ausschluss einer nächtlichen Hypoglykämie mit BZ-Stix um 2.00–3.00 Uhr
80–120 mg/dl (3,6–5,5 mmol/l)	Dies entspricht einer guten Einstellung
>160 mg/dl (> 5,5 mmol/l)	Die abendliche Basalinsulindosis um 10% erhöhen oder später verabreichen, nächtlichen BZ-Verlauf überprüfen (Kontrolle zwischen 0 und 3 Uhr)

15.5.4 Insulindosierung und Kohlenhydrataufnahme

Essenspausen und Tageszeit

Der hohe Insulinbedarf am Morgen ist die Folge einer erhöhten Insulinresistenz (hormonelle Tagesrhythmik, **Dawn-Phänomen**). Das Dawn-Phänomen hängt allerdings nicht nur mit der Tiefschlafperiode, sondern auch mit der Essenspause zusammen. Liegt zwischen zwei Mahlzeiten eine Pause von über fünf Stunden, so

◘ **Tab. 15.16** Normalinsulinbedarf (Bedarfsinsulin) pro BE

5.00 Uhr	Morgens	Mittags	Abends
≤1,5 E	1,3–2,5 E	ca. 1 E	1,0–1,5 E

nähert sich der Normalinsulinbedarf für die zweite Mahlzeit dem Bedarf pro BE zum Frühstück an (Insulinresistenz sinkt nach Hungerperioden). Der Insulinbedarf pro BE ist abhängig von der Tageszeit (◘ Tab. 15.16).

Die Phase der geringsten Insulinwirksamkeit ist in den frühen Morgenstunden. Die Folge ist ein erhöhter Nü-BZ. Das Dawn-Phänomen ist besonders deutlich bei Jugendlichen mit ausgeprägter STH-Kortisol-Tagesrhythmik. Es ist u. a. die metabolische Folge der abendlichen Wachstumshormonspitzen (STH), die beim Einschlafen physiologischerweise auftreten.

Die Therapie des hohen Nü-BZ ist die Anhebung des frühmorgendlichen Insulinspiegels; dies gilt nur unter der Voraussetzung, dass in der Nacht keine Unterzuckerung mit Gegenregulation aufgetreten ist. Vor einer Dosisänderung des abendlichen Verzögerungsinsulins sind somit immer nächtliche Blutglukosemessungen zu fordern. Die NPH-Spätdosis wird in den Oberschenkel und so spät wie möglich injiziert, um am Morgen noch wirksam zu sein. Eine Dosiserhöhung des späten NPH-Insulins hebt nicht nur die Insulinspiegel an, sondern verlängert auch die Wirkdauer. Wirkungsspitzen nach Mitternacht können nächtliche Hypoglykämien verursachen.

Falls die Wirkdauer des NPH-Insulins trotzdem nicht ausreicht, kann man lange wirksame Analoginsuline zum

Einsatz bringen (Lantus, besser 2-mal Levemir) oder in einem zweiten Schritt auf die Insulinpumpe umstellen.

Abstand zwischen den Mahlzeiten

Die lange Wirkdauer des Normalinsulins macht oft eine Zwischenmahlzeit erforderlich. Bei niedriger Dosis unter 6 IE kann die Wirkdauer <4 Stunden sein, dies entspricht etwa der Verwertungszeit einer Mahlzeit. Eine Zwischenmahlzeit ist dann nicht nötig. Bei Dosierungen von über 10 IE ist die Wirkdauer 6 Stunden und länger.

Will man innerhalb von 4 Stunden eine Zwischenmahlzeit einplanen, so wird diese der vorhergehenden Mahlzeit bezüglich der Normalinsulindosis mit angerechnet. Dadurch muss man nur einmal spritzen, und die größere Dosis wirkt lange genug, um diese Zwischenmahlzeit mit abzudecken. Sollte die nächste Mahlzeit erst nach vier Stunden stattfinden, wird sie extra abgedeckt. Bei Verwendung kurz wirksamer Insulinanaloga wird im Rahmen der ICT jede Mahlzeit, auch die Zwischenmahlzeit, separat abgedeckt.

Verfügbarkeit der Kohlenhydrate

Sehr schnell verfügbare Kohlenhydrate sind ungeeignet, dies führt zunächst zu periodischen Glukoseüberflutungen und danach zu Heißhungerphasen während des BZ-Abfalls. Deshalb sollte auch der Typ-1-Diabetiker auf eine ballaststoffreiche Kost mit komplexen Kohlenhydraten achten (◘ Tab. 15.17).

☐ Tab. 15.17 Einflussfaktoren bei der Verfügbarkeit der Kohlenhydrate

Einfluss-faktor	Patho-physio-logisches Korrelat	Auswirkung
Magen-passage	Gastro-parese	Sie bewirkt eine verzögerte Entleerung
		Therapie: - Motilitätssteigerung (kauen und bewegen) - Flüssige Kohlenhydrate (z. B. Cola, Limo) vorweg trinken
	Dumping	Bei Gastrektomie, Billroth-Op, Y-Roux-Anastomose oder funktio-nell. Zunächst Überzucker, dann Hypoglykämie wegen der noch anhaltender Insulinwirkung nach ca. 2,5 Stunden
		Therapie: - Viele kleine Mahlzeiten - Komplexe Kohlenhydrate - Ballaststoffreiche Kost, Guar und Acarbose - Verzicht auf Getränke zu den Mahlzeiten
Essge-schwin-digkeit		Schnelles Essen und flüssige Koh-lenhydrate (z. B. Limonade) über-fluten die Leber mit Glukose, die sie dann nicht ausreichend schnell extrahieren kann

◘ **Tab. 15.17** (Fortsetzung)		
Zuberei- tungsform		In flüssiger Form werden Kohlenhy- drate rasch und vollständig aufge- nommen. In fester Form und in Verbindung mit Ballaststoffen verläuft die Resorption gleichmä- ßig über viele Stunden. Gekochte Speisen sind schneller und vollstän- diger verfügbar als rohe
Glykä- mischer Index (GI)		Der glykämische Index (GI) teilt die Lebensmittel hinsichtlich ihrer Fähigkeit ein, den postprandialen Blutzuckerspiegel zu beeinflussen, z. B. Cola (Glukose in Wasser) (100%), Weißbrot (80%), Vollkorn- brot (60%), Spaghetti (40%), Boh- nen (20%)

15.5.5 Basalinsulindosierung und intensivierte Insulintherapie

Das Verzögerungsinsulin (Intermediär-NPH- oder Lang-zeit-Analoginsulin) sollte den Insulinbasalbedarf ab-decken. Er beträgt bei vollständiger Insulinsubstitution 0,015 E/kg KG/h oder beim Erwachsenen 0,7–1,0 E/h. Beim Erwachsenen sind das etwa 50% seines Tagesinsu-linbedarfs. Der Basalinsulinbedarf ist nicht von Stunde zu Stunde konstant, sondern schwankt mit der hormo-nellen Tagesrhythmik. Die Hormonspiegel beeinflussen die Insulinwirkung und damit den Insulinbedarf. Diese physiologischen Bedarfsschwankungen (◘ Abb. 15.4) las-

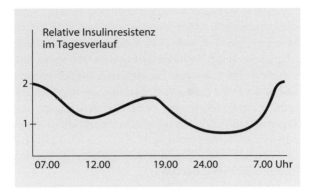

Abb. 15.4 Hormonell bedingte Schwankungen der relativen Insulinresistenz bzw. des relativen Insulinbedarfs im Tagesverlauf

sen sich am besten mit modernen Insulinpumpen imitieren.

Bei einer **vollständigen Insulinsubstitution** des D. m. Typ 1 und beim weit fortgeschrittenen Sekundärversagen des Typ-2-Diabetes sollte der Basalinsulinbedarf lückenlos über 24 Stunden abgedeckt werden, da sonst Glukagon und der BZ entgleisen. Beim Typ-2-Diabetiker im Sekundärversagen (▶ Kap. 14), der noch eine halbwegs ausreichende Restsekretion hat (s. BZ-Tagesprofil), reicht eine Abdeckung der Mahlzeiten mit Insulin (z. B. 6–8 E Bolusinsulin vor Hauptmahlzeiten) und/oder eine abendliche Basalinsulingabe. Dies gilt theoretisch auch für den Typ-1-Diabetiker in der Remissionsphase. In dieser Phase wird jedoch die Abdeckung des Bedarfs angestrebt; die β-Zellen werden dadurch teilweise ruhig gestellt, und die Remissionsphase wird verlängert. Dies verbessert die Einstellung über viele Jahre.

NPH sollte besser mehrfach appliziert werden (3- bis 4-mal), um die für NPH-Insuline typischen Wirkspitzen zu vermeiden, z. B. 4–6–2–14 E oder 4-6-0-14 E. Eine Alternative stellen die **lange wirksamen Analoginsuline** dar, die 1- bis 2-mal pro Tag appliziert werden können und in der Regel eine gute Abdeckung des Basalinsulinbedarfs ermöglichen, aber ohne Berücksichtigung der Tagesrhythmik. Die physiologische Substitution erfolgt mittels Insulinpumpentherapie.

Folgende Fragen dienen der Überprüfung der basalen Insulinsubstitution **bei DM 1:**

— Sind die Nüchtern-BZ jeweils im Zielbereich?
— Wie ist der BZ-Verlauf unter Fastenbedingungen?
— Wie ist der BZ-Verlauf, wenn man eine Mahlzeit ausfallen lässt?
— Wie hoch ist der prozentuale Anteil am Tagesinsulinbedarf?

ℹ **Beispiel für die intensivierte Insulintherapie: Einstellung eines Typ-1-Diabetikers**
Die Patientin ist weiblich, 30 Jahre alt, wiegt 60 kg, ist 165 cm groß, von Beruf Sekretärin und unsportlich. Für die Therapie sind folgende Aspekte wichtig:

— Plan: Intensivierte Insulintherapie
— Insulinbedarf: 0,7 E × 60 kg KG = 42 E
— Basalinsulinbedarf: 0,015 E/kg KG/h = 21–22 E/Tag; bzw. >40–50 % vom Tagesinsulinbedarf
— NI/NPH: 22/20 E
— NPH-Verteilung: 2–7–0–11
— Energiebedarf: 25–30 kcal/kg KG/Tag × 60 kg KG (= 1500–1800 kcal = ~15–18 BE) (◼ Tab. 15.18)

◻ Tab. 15.18 Verteilung von Energiebedarf und NI/NPH auf die Mahlzeiten am Fallbeispiel

Mahlzeiten	(BE)	NI (IE)	NPH (IE)	BE-Faktor (IE/BE)
Frühstück	3	8	2	2,0
Zwischenmahlzeit	1			
Mittagessen	5	6	7	1,0
Zwischenmahlzeit	1			
Abendessen	5	9		
Spätmahlzeit	1		11	1,5

Hätte diese junge Frau einen anderen Beruf, beispielsweise bei der Post als Botin, so würde
- der Bedarf an Energie und Broteinheiten höher geschätzt, z. B. 35 kcal/kg KG/Tag;
- durch die körperliche Belastung zwar der Energiebedarf steigen, der Insulintagesbedarf bliebe aber konstant (der Insulinbedarf pro BE ist durch die körperliche Belastung geringer);
- der Normalinsulinbedarf um 5.00 Uhr <1,5 E/BE sein;
- die NPH-Verteilung um Stunden (entsprechend der Aufstehzeit) nach vorne verschoben, wenn die Frau auch entsprechend früher zu Bett geht;
- die NPH-Verteilung nicht verschoben, wenn sie trotz ihres Berufs erst um 23.00 Uhr ihre NPH-Spätdosis spritzt und schlafen geht.

15.6   **Blutzuckerkontrolle**

Die BZ-Selbstkontrolle
- ist gefordert bei allen mit Insulin behandelten Diabetikern;
- erlaubt eine freie Einteilung des Tagesablaufes, der Aktivitäten und der Mahlzeiten;
- ermöglicht die normoglykämische Einstellung;
- ermöglicht die Angleichung von Insulinregimen und Spritz-Ess-Abstand.

Sie erfolgt (bei ICT) nüchtern, vor dem Essen, vor dem Schlafengehen, vor und nach dem Sport, während des Sports ca. alle zwei Stunden sowie ca. 2-mal monatlich zwei und vier Stunden nach dem Essen und nachts um 2.00 Uhr.

Alle derzeit angebotenen Messgeräte sind technisch sehr gut. Hauptfehlerquelle ist eine nicht sachgerechte Handhabung. Es empfiehlt sich, Gerätedefekte und Verschmutzung durch einen Vergleich über mehrere Tage mit dem Labor und regelmäßige Stichproben auszuschließen. Die Streubreite sollte nicht mehr als ±10% zu einer qualitätsgesicherten Referenzmethode im BZ-Bereich von 50–250 mg/dl (2,8–13,9 mmol/l) betragen. Für Kliniken und Arztpraxen sind die Rili-BÄK bindend.

Die **Gewinnung der kapillären Blutprobe** erfolgt mittels spezieller Lanzetten oder eines automatischen Stichgerätes. Entnahmestelle ist üblicherweise die seitliche Fingerbeere. Daumen und Zeigefinger der dominanten Hand sollte man meiden. Vorzugsweise wird an der nichtdominanten Hand auf der ulnaren Seite eingestochen, also an den Stellen, die seltener mechanisch belastet werden. Die Bestimmung erfolgt bei Raumtemperatur (18–22°C). Kälte bewirkt falsch-niedrige Werte (Cave: Hypoglykämiediagnose beim Skifahren!). Hitze (etwa beim Karibikurlaub) bewirkt teilweise falsch-hohe Werte.

15.7 Insulininjektionen

Zur s.c.-Injektion hebt man eine Hautfalte und greift dabei eine »Rolle« subkutanes Fett. Die Nadel wird längs dieser Rolle im Winkel von 40–90° eingestochen. Injiziert man nicht bei gehaltener Hautfalte, kann man leicht zu tief kommen und riskiert eine **intramuskuläre Injektion**.

Die intramuskuläre Injektion von Insulin führt zur Verdoppelung der Resorptionsgeschwindigkeit und zu erhöhtem Insulinspiegel, womit ein erhöhtes Hypoglykämierisiko besteht. Insulin glargin wirkt, wenn es intramuskulär gespritzt wird, wie schnell wirkendes Normalinsulin.

Eine zu oberflächliche, also **intrakutane Injektion** entsteht, wenn man die Hautfalte während der Injektion nicht festhält, sondern loslässt (häufig in Informationsheftchen falsch beschrieben). Die i.c.-Injektion führt, wie die i.m.-Injektion, zur beschleunigten Resorption.

Die **Einstichstelle** sollte systematisch gewechselt werden. Trotz Wechsels der Einstichstelle muss man innerhalb des jeweiligen Bereichs (Bauch, Oberschenkel) wegen der unterschiedlichen Resorptionskinetik bleiben. Vor allem in Pflegediesten und Altenheimen – in denen der Patient nicht selbst injiziert – kann es sinnvoll sein, die Spritzenstellen nach einem festgelegten Tagesrhythmus innerhalb einer Woche zu wechseln (am Bauch montags rechts unten anfangen und im Laufe der Woche halbkreisförmig nach links unten wechseln). Falls man diese zwei Körperteile durchwechselt, sollte man zu bestimmten Tageszeiten in den jeweils gleichen Bereich injizieren. Damit bleiben die Pharmakokinetik und -dynamik abschätzbar.

Bei der Injektion großer Dosen (insbesondere Normalinsulin > 30 E/Injektion) empfehlen wir eine Splittung der Insulinmenge (z. B. 16 + 16 E) und die Injektion in verschiedene Injektionsorte. Das zweimalige Einstechen tolerieren gut geschulte Patienten meist ohne Probleme. Das Teilen einer großen Dosis verringert eine zu lange Wirkzeit des gespritzten Normalinsulins. Es ist außerdem damit möglich, dem Zurücklaufen des Insulins aus der Einstichstelle vorzubeugen. Bevor man die Nadel herauszieht, wartet man einige Sekunden, damit sich das Insulin im Subkutangewebe verteilen kann.

Die Injektion in den Oberschenkel eignet sich z. B. gut für das späte NPH-Basalinsulin, durch die langsame Resorption reicht es in der Regel bis zum Frühstück. Als Oberschenkel gilt auch das Gesäß bis zur Crista iliaca. Die untere Hälfte des Oberschenkels hat zu wenig subkutanes Fett für Insulininjektionen.

Nadeln sind Einwegprodukte und sollen nach jeder Injektion gewechselt werden. Die Mehrfachverwendung führt u.a. durch die Reizung zu Liphypertrophien oder Dystrophie. Die Hauteinstichstelle muss nicht desinfiziert werden. Bakterizide Stabilisatoren im Lösungsmittel oder Suspensat der Insuline (bei NPH- und Normalinsulinen das Phenol und das Cresol) beugen mikrobiellen Kontaminationen vor und verhindern Infektionen.

15.7.1 **Insulininjektionen mit der Spritze**

Normal- oder Analoginsuline befinden sich in Lösung, sodass direkt aus der Insulinampulle das Insulin entnommen werden kann. Trübe, d. h. NPH-basierte Verzögerungsinsuline müssen vor dem Aufziehen gerollt und mindestens 10-mal gewendet werden, um eine optimale Suspension zu erreichen.

Zur Entnahme von Insulin injiziert man diejenige Menge Luft in die Stechflasche, die man als Insulin aufziehen will. Dadurch entsteht kein Unterdruck, und eine Blasen- oder Schaumbildung wird vermieden, v. a. bei größeren Dosierungen.

Wenn man Normal- und NPH-Insuline mischt, sollte kein Protamin in die Normalinsulinflasche kommen, da sonst das Normalinsulin trüb wird und seine Eigenschaft verändert.

Deshalb wird Normalinsulin zuerst aufgezogen. Luft, entsprechend der Dosis, wird vorher in die Spritze aufgezogen und in die Flasche injiziert, um einen Sog zu vermeiden. Verzögerungsinsulin wird vor dem Aufziehen durch Schwenken oder Rollen durchmischt. Schaum darf nicht entstehen. Es werden nur Insuline derselben Firmen verwandt, um die Mischbarkeit gesichert zu haben.

Im Allgemeinen werden Einmalspritzen mit aufgeschweißter Kanüle verwendet. Bei Verwendung von aufsetzbaren Kanülen muss vor der Injektion der Totraum in der Kanüle aufgefüllt werden. Deshalb wird etwas mehr als nötig aufgezogen, damit Kanüle und Spritze vor der s.c.-Injektion sicher entlüftet werden können.

15.7.2 Insulininjektionen mit dem Pen

Der Insulinpen ist optisch ähnlich einem Füllfederhalter aufgebaut. An der Stelle der Feder sitzen die Injektionsnadel und darüber die Insulinpatrone. Am Ende des Schafts kann durch Drehung die gewünschte Dosierung festgelegt werden.

Nadellänge und Durchmesser der Nadeln sollten auf die jeweiligen Verhältnisse angepasst sein.

Der Vorteil des Pens ist, dass das Insulin und die Spritze aufgeräumt in einem kleinen Gerät vorliegen. Die aufgeschraubte Nadel muss nach jedem Gebrauch gewechselt werden. Die Injektionsstelle muss nicht desinfiziert werden, eine normale Körperhygiene ist ausreichend. Bei der Verwendung von Verzögerungs- oder Mischinsulin ist die Herstellung einer optimalen Suspension durch Schwenken, Wenden oder auch Rollen des Pens besonders wichtig, es wird bis zu 20-maliges Wenden empfohlen.

Es steht heute eine große Vielfalt an Injektionshilfen zur Verfügung, sodass für alle Anwender optimal handhabbare Gerätschaften bereitstehen.

15.8   Häufige Fehler bei der Insulintherapie

- **Überbehandlung**

Eine Insulinüberdosierung und die Nahrungsaufnahme können sich langsam nach oben schaukeln. Unnötig hohe Insulinspiegel erfordern eine unnötig hohe Kohlenhydrataufnahme.

Überhöhte Insulinspiegel führen zum Heißhunger bei BZ-Abfall. Der Heißhunger wird gestillt, der nachfolgende BZ-Anstieg wird wieder mit Insulin ausgeglichen. Die BZ-Spiegel schwanken immer stärker, was zu einer zunehmend schwierigeren Stoffwechseleinstellung führt.

Man denkt an eine Überbehandlung, wenn sich mit zunehmenden Insulinmengen (>1,0 E/kg KG/Tag) die Einstellung nicht verbessert und der Patient dicker wird (Insulinmast).

Die Insulinüberdosierung wird unter Beachtung von drei Regeln schrittweise wieder zurückgeführt.

Schrittweise Rückführung bei einer Insulinüberdosierung

- Schnell wirksame Kohlenhydrate werden vermieden.
- Ausreichend lang gewählte Spritz-Ess-Abstände sind notwendig.
- Man sollte mehrere kleine Injektionen Normalinsulin statt weniger hochdosierter Injektionen eines Mischinsulins wählen.
- Muskelaufbau, Ernährung etc.
- Insulin plus Metformin, Pioglitazon, Acarbose, DPP4, GLP-1.

■ **Spritz-Ess-Abstand**

Leider wird der Spritz-Ess-Abstand (SEA) als Instrument zur BZ-Einstellung zu oft nicht genutzt. Als klassischer Fehler wird bei hohem präprandialen BZ lieber eine hohe

Insulindosis gewählt, statt den SEA zu verlängern. Die
Folge ist eine postprandiale Hyperglykämie.

Gerade bei Adipositas und der Gabe von NI/NPH-
Mischinsulinen soll der SEA entsprechend angepasst
sein. Für viele Diabetiker sind derart lange SEA nicht
praktikabel; hier bieten die schnell wirksamen Insulinanaloga eine gute Alternative.

- **Prä-Mix-Insuline bei Adipositas**

Bei Adipositas kann der Einsatz von Prä-Mix-Insuli-
nen besonders zur »Insulinmast« führen; bezüglich der
gefürchteten Gewichtszunahme zeigen Prä-Mix-Insuline auf Analogbasis Vorteile. Noch einmal: Unnötig
hohe Insulindosen führen auf dem Wege der Überbehandlung zur zunehmenden Adipositas und Insulinresistenz.

- **Wenig Injektionen – hohe Dosierung**

Eine instabile BZ-Einstellung erfordert öfter kleine
Dosen Normalinsulin, z. B. Wechsel von der konventionellen zur intensivierten Insulintherapie. Mit weniger
Insulin erreicht man eine bessere Stoffwechseleinstellung.

- **Basalinsulin**

Der Basalinsulinspiegel sollte bei Typ-1-Diabetikern
lückenlos und möglichst den physiologischen Tages-
schwankungen angepasst sein.

- **Injektionsstellen**

Die Injektionsorte sollten vom Arzt immer wieder inspi-
ziert und palpiert werden. Typischerweise gibt es die

Lieblingsspritzstellen, die man gut erreicht – es entwickeln sich Lipohypertrophien. Aus diesen Polstern wird zu langsam resorbiert.

- **Spritztechnik**

Es lohnt sich immer, die Spritztechnik und die Gerätschaften (Pens) regelmäßig zu prüfen. Spritzstellen sollten im Verlauf auch durch Palpation kontrolliert werden.

- **Injektionsregion**

Es ist nicht ausreichend bekannt, dass die Injektionsregion pro Tageszeit konstant bleiben soll. In der Regel injiziert man präprandial abdominell, spätabends in den Oberschenkel. Das spätabendliche NPH-Insulin sollte idealerweise gegen 22.00–23.00 Uhr in den Oberschenkel gespritzt werden. Wird es in den Bauch gespritzt, so deckt es vielleicht nicht ausreichend den hohen Basalinsulinbedarf der Dawn-Phase um 6.00 Uhr.

- **Aufmischen der Verzögerungsinsuline**

Eine gleichmäßige Wirkung eines NPH-Insulins erfordert das intensive Aufmischen insbesondere der Pen-Insuline.

- **Sinkender Insulinbedarf**

Nach Korrektur einer schlechten Stoffwechseleinstellung sprechen die Insulinrezeptoren wieder sehr gut an. Dieser Prozess der Verbesserung der Insulinsensitivität kann bis zu 6 Wochen dauern. Entsprechend wird die Insulindosis nach und nach verringert.

▪ **Eiweiß**

Sehr eiweißreiche Mahlzeiten führen zur BZ-Erhöhung.
Dies sollte man bei der Abklärung unerklärlicher BZ-
Schwankungen bedenken, z. B. bei Bodybuildern oder
Eiweißreduktionsdiäten. Hohe Aminosäurespiegel sti-
mulieren die Glukagonsekretion, sodass höhere Insulindosen benötigt werden und das Gleichgewicht der BZ-
Hormone nachhaltig gestört wird. Zum anderen wird
überschüssiges Eiweiß im Rahmen der Glukoneogenese
zu Glukose umgebaut.

▪ **Wirkdauer des Insulins**

Sie wird überschätzt, wenn man sich auf die Herstelleran-
gaben verlässt. Sie wirken u. a. dosisabhängig. So können
z. B. kleine Dosen Normalinsulin (<6 E) nach drei Stunden in der Wirkung abgeklungen sein. NPH-Insuline
wirken sehr oft kürzer als 10–12 Stunden.

▪ **Psyche**

Bei schwerer Einstellbarkeit muss man auch Folgendes
abklären:

━ Stress (Katecholamine),
━ Essstörungen,
━ Psyche und soziales Umfeld.

▪ **Hypoglykämiesymptome**

Sie müssen nicht wegen einer Hypoglykämie auftreten.
Man muss Psyche, Lagerungsschwindel, Exsikkose,
Kreislaufschwäche, Hyperthyreose, Überanstrengung,
Schweißneigung etc. berücksichtigen. Ein schneller Ab-
fall von 400 auf 200 mg% kann auch Hypoglykämie-
symptome verursachen.

■ **Infekte**

Dosisreduktion des Normalinsulins bei Diarrhoe, der Basalbedarf muss jedoch beibehalten werden. Bei Infektionen steigt der Insulinbedarf bereits vor der Manifestation des Infekts (z. B. viral, okkulter Infekt wie Osteomyelitis etc.) um bis zu 100% an.

Therapie des Typ-2-Diabetes mellitus

P. Hien et al., *Diabetes 1x1*,
DOI 10.1007/978-3-642-44976-5_16,
© Springer-Verlag Berlin Heidelberg 2014

Wesentlich ist in der Therapie des Typ-2-Diabetes mellitus die Überwindung der Insulinresistenz. Dies geschieht mithilfe

— der **Basistherapie** mit Gewichtsreduktion, körperliche Aktivität, Muskelaufbau,

— der **medikamentösen Therapie** mit oralen Antidiabetika und/oder Insulin und

— von Schulungen (◘ Abb. 16.1).

Pharmakotherapie des Typ-2-Diabetes
Sulfonylharnstoffe
— Glibenclamid (Euglucon®, Maninil® etc.)
— Glimepirid (Amaryl®, Magna®)
— Gliquidon (Glurenorm®)

Glinide/Sulfonylharnstoff-Analoga
— Benzoesäurederivate, Repaglinide (Novonorm®),
— D-Phenylalanin-Derivate, Nateglinide (Starlix®)

GLP-1-Analoga
— Exenatide (Byetta®, Bydureon®)
— Liraglutid (Victoza®)

Dipeptidyl-Inhibitoren (DPP-IV-Inhibitoren)
— Sitagliptin (Januvia®, Xelevia®)
— Vildagliptin (Galvus®)
— Saxagliptin (Onglyza®)

Insulinsensitizer
— Metformin (Glucophage®, Siofor® etc.)
— Pioglitazon (Actos®)
▼

β-Glukosidaseinhibitoren

- Acarbose (Glucobay®)
- Miglitol (Diastabol®)

Glukosurika (SGLT2-Inhibitoren)

- Dapagliflozin (Forxiga®)

Insulin

- Insulin, Mono- und Kombinationstherapie des Typ-2-Diabetes mellitus

16.1 Therapieplanung und Therapieziele

Weniger als 20% der Typ-2-Diabetiker können durch Allgemeinmaßnahmen allein eine gute Stoffwechseleinstellung erreichen.

Die angestrebten Therapieziele sind individuell zu definieren (◘ Tab. 16.1, ◘ Tab. 16.2 und ◘ Tab. 16.3). Beispielsweise wird ein junger Typ-2-Diabetiker gut eingestellt, für einen pflegebedürftigen »älteren« Patient wird sich ein solches Therapieziel nicht immer umsetzen lassen, im Gegenteil: Eine scharfe BZ-Einstellung ist als gefährlich anzusehen, z. B. wegen einer größeren Hypoglykämiegefahr (Herzinfarkt, Arrhythmien, Schlaganfall, ZNS-Schädigung, Demenz).

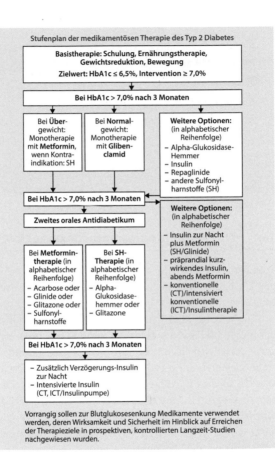

Stufenplan der medikamentösen Therapie des Typ 2 Diabetes

Basistherapie: Schulung, Ernährungstherapie, Gewichtsreduktion, Bewegung
Zielwert: HbA1c ≤ 6,5%, Intervention ≥ 7,0%

Bei HbA1c > 7,0% nach 3 Monaten

Bei Übergewicht: Monotherapie mit **Metformin**, wenn Kontraindikation: SH

Bei Normalgewicht: Monotherapie mit **Glibenclamid**

Weitere Optionen: (in alphabetischer Reihenfolge)
– Alpha-Glukosidase-Hemmer
– Insulin
– Repaglinide
– andere Sulfonylharnstoffe (SH)

Bei HbA1c > 7,0% nach 3 Monaten

Zweites orales Antidiabetikum

Weitere Optionen: (in alphabetischer Reihenfolge)
– Insulin zur Nacht plus Metformin (SH/Glinide)
– präprandial kurzwirkendes Insulin, abends Metformin
– konventionelle (CT)/intensiviert konventionelle (ICT)/Insulintherapie

Bei **Metformintherapie** (in alphabetischer Reihenfolge)
– Acarbose oder
– Glinide oder
– Glitazone oder
– Sulfonylharnstoffe

Bei **SH-Therapie** (in alphabetischer Reihenfolge)
– Alpha-Glukosidasehemmer oder
– Glitazone

Bei HbA1c > 7,0% nach 3 Monaten

– Zusätzlich Verzögerungs-Insulin zur Nacht
– Intensivierte Insulin (CT, ICT/Insulinpumpe)

Vorrangig sollen zur Blutglukosesenkung Medikamente verwendet werden, deren Wirksamkeit und Sicherheit im Hinblick auf Erreichen der Therapieziele in prospektiven, kontrollierten Langzeit-Studien nachgewiesen wurden.

◻ Abb. 16.1 Flussdiagramm zur antihyperglykämischen Therapie des Typ-2-Diabetes (evidenzbasierte Leitlinie der DDG, Update von 2011) (KI = Kontraindikation, UV = Unverträglichkeit, HbA1c = glykosyliertes Hämoglobin, SH = Sulfonylharnstoffe, OAD = orale Antidiabetika, SHA = Sulfonylharnstoff-Analoga, ICT = intensivierte konventionelle Insulintherapie, CT = konventionelle Insulintherapie, CSII = kontinuierliche subkutane Insulininfusion)

□ **Tab. 16.1** Ziele und Qualität einer BZ-Einstellung beim Typ-2-Diabetiker

Nüchternglukose	<120 mg/dl (<6,7 mmol/l)
Postprandiale Glukose	<180 mg/dl (<10,0 mmol/l)
HbA$_{1c}$	<7% (6,5%)

□ **Tab. 16.2** Modifikation der Diabetestherapie, Handlungsbedarf

Nüchternglukose	>140 mg/dl (>7,8 mmol/l)
Postprandiale Glukose	>180 mg/dl (>10,0 mmol/l)
HbA$_{1c}$	>8% (dabei Vermeidung von Hypoglykämien und Gewichtszunahme)

□ **Tab. 16.3** Weitere Therapieziele, Dyslipidämie, arterieller Hypertonie, endothelialer Dysfunktion

Gesamtcholesterin	<180 mg/dl (<4,7 mmol/l)
LDL-C	<100 mg/dl (<2,6 mmol/l), bei KHK <70 mg/dl (<1,8 mmol/l)
HDL-C	Männer >40 mg/dl, Frauen >50 mg/dl
Triglyceride	<150 mg/dl (<1,7 mmol/l)
RR systol	<150 mmHg (im Senium tendenziell höhere RR günstiger)
RR diastol	<80 mmHg
Inhalationsrauchen	Beenden, ebenso Alkohol!
Muskelaufbau	Ganz wesentlich, 50% des Trainings!
BMI und WHR	≤25 (für Erwachsene), im Senium 25–30; die WHR ist wichtiger!

16.2   Orale Antidiabetika

16.2.1 Nicht-β-zytotrop wirkende orale Antidiabetika

Metformin

Metformin ist der bewährteste Insulinsensitizer. Das Therapeutikum bewirkt eine Inappetenz, Steigerung der Glukoseaufnahme in die Muskulatur und die Hemmung der hepatischen Glukoneogenese.

Die Therapie erfolgt einschleichend, um gastrointestinale Nebenwirkungen zu vermeiden. Man beginnt mit 1-mal 500 mg abends vor der Nachtruhe. Gesteigert wird alle 2 Wochen bis zuletzt maximal 2-mal 1000 mg. Biguanide benötigen 3–7 Tage, um ihre Wirksamkeit zu entfalten. Adipositas und Hyperinsulinämie sind die idealen Indikationen. Je jünger der Betroffene, desto besser greift das Medikament. Allerdings wird auch ein Therapieversuch bei den sehr selten schlanken Typ-2-Diabetikern empfohlen.

Anzustreben ist die HbA_{1c}-Senkung um bis zu 1,5%, sowie signifikante Reduktion von mikro- und makrovaskulären Endpunkten in UKPDS, zudem Gewichtsreduktion, verbesserte Lipidparameter, antithrombotische Effekte. Die **UKPDS** konnte zeigen, dass trotz vergleichbarer HbA_{1c}-Senkung von Sulphonylharnstoffen, Insulin und Metformin die makrovaskulären Komplikationen wie Herzinfarkt, Schlaganfall und diabetesbedingter Tod am effektivsten durch Metformin gesenkt werden.

Intestinale **Nebenwirkungen** sind führend, deshalb stets einschleichend dosieren, ggf. auch auf laktosefreie Zubereitungen ausweichen; Vitamin-B_{12}-Mangel, selten Katabolie mit Hypoglykämien bei strenger Reduktionsdiät und Sport. Selten Laktatazidose bei Nichtbeachten der Kontraindikationen (v. a. bei Exsikkose).

Kombinationen mit Sulfonylharnstoffen, Gliniden-SH-Analoga, α-Glucosidase-Inhibitoren, PPAR-γ-Liganden (Pioglitazon), DDP-IV-Inhibitoren, GLP-1-Analoga und Insulin sind möglich, dabei HbA_{1c} Absenkung zwischen 0,5–2,0%. Mit den DPP4-Hemmern stehen Kombinationspräparate zur Verfügung.

Kontraindikationen für eine Metformin-Therapie

- Leberschäden aller Art
- Alkoholabusus, selbst wenn die Leber noch nicht geschädigt ist
- Niereninsuffizienz: Ein Kreatinin ≥1,2 mg/dl (≥106 µmol/l) oder eine GFR <60 ml/min gilt als Grenzwert. Verschlechterungen sind jederzeit möglich. Gerade bei Kontrastmittelgabe muss mit einer akuten Verschlechterung gerechnet werden. Metformin wird renal ausgeschieden. 48 Stunden vor und bis 48 Stunden nach intravenöser Kontrastmittelgabe muss Metformin abgesetzt werden
- Hypoxie: Mangelperfusionen, AVK, Schock, Sepsis, Lungenembolie, pulmonale Erkrankungen, perioperativ etc.
- Saure Metaboliten: bei Infektionen, bei Pankreatitis, Nekrosen und Gangränen, Sepsis, Hungerketosen (Diäten <1000 kcal/Tag) oder bei Ketoazidose sowie bei konsumierenden Prozessen
- Andere: Schwangerschaft, Reduktionsdiät, hohes Alter, Exsikkose oder unzuverlässige Patienten

Die spezifischen metabolischen Effekte machen Metformin auch zum Medikament der ersten Wahl für Patienten mit einem **polyzystischen Ovarsyndrom (PCO-S)**. Durch die Gabe von Metformin kann bei dieser Störung die Hyperinsulinämie und damit auch die Hyperandrogenämie deutlich reduziert werden. Es kommt unter Metformin zu einer Fertilitätssteigerung bei infertilen PCO-Patienten bis zu über 40%.

Acarbose (Glucobay), Miglitol (Diastabol), Voglibose (Volix)

Alpha-Glukosidasehemmer sind Enzyminhibitoren, die die Aufspaltung von Di- und Oligosacchariden in Monosaccharide im Darm verhindern. Wichtig ist eine HbA_{1c}-Senkung zwischen 0,5 und 1,4%, zusammen mit einer guten Basistherapie.

Acarbose: Start mit 50 mg direkt zur Hauptmahlzeit, ggf. auch 25 mg. Immer ganz langsam einschleichend eindosieren, v.a. wegen der Gefahr von Diarrhoe, Bauchschmerz und Blähungen.

Es kann gut mit allen anderen Antidiabetika kombiniert werden. Kontraindiziert bei Patienten <18 Jahre, Schwangerschaft, chronisch entzündliche Darmerkrankungen, Hernien, spastisches Kolon, Ileus oder Subileus, Niereninsuffizienz.

PPAR-γ-Liganden, Glitazone

Von den Glitazonen ist nur noch das Pioglitazon (Actos) auf dem Markt. Es vermindert die Insulinresistenz. Start mit 15 oder 30 mg bis auf 45 mg einmal täglich. Damit kann man eine HbA_{1c}-Senkung zwischen 0,5 und 1,4% erreichen.

Kritisch ist die Flüssigkeitsretention mit Gewichtszunahme und peripheren Ödemen, es kann zu erhöhten Frakturraten bei postmenopausalen Frauen kommen. Eine erhöhte Rate an Blasenkrebs wird diskutiert (aber auch durch Rauchen und Haarefärben!).

■ **Kontraindikationen**

Leberfunktionsstörungen, Herzinsuffizienz (NYHA 1–4, vor Beginn Echokardiografie) oder Insuffizienz in der Vorgeschichte, Schwangerschaft und Stillzeit, diabetische Ketoazidose oder Präkoma.

Insbesondere in Kombination mit der Insulintherapie kann bei ausgeprägter Insulinresistenz und unbefriedigender Stoffwechsellage trotz hoher Insulindosis unter Pioglitazon durch die Minderung der Insulinresistenz eine Besserung der Glukosestoffwechsellage beobachtet werden. Einzelne Patienten können mit Pioglitazon optimal geführt werden. Pioglitazon wird allerdings nicht mehr von den Gesetzlichen Krankenversicherern erstattet, nur noch in begründeteten Einzelfällen. Leider gibt es keine Definition hierfür und keine verbindlichen Aussagen der Kostenträger.

SGLT-2-Inhibitoren (Glukosurika)

Mehr als 90% der glomerulär filtrierten Glukose wird rückresorbiert. Dapagliflozin (Forxiga) bewirkt eine Glukosurie mit HbA_{1c}-Senkung um bis zu 0,8%; Blutzuckersenkung um 50 mg/dl sowie Gewichtsreduktion um 2–3 kg und leichte Blutdrucksenkung. Eine Kombination mit allen OAD und Insulin ist möglich, bei Metformin-Unverträglichkeit ist auch eine Monotherapie zugelassen.

■ **Nebenwirkungen**

Bei Frauen um 1% höhere Harnwegsinfektrate versus
Plazebo, bei Männern kein Unterschied. Bei Frauen erhöhte Genitalinfekte um 7%, bei Männern von 3%. Bei
punktueller Beobachtung waren vermehrt Blasen- und
Mammaneoplasien gesehen, wobei dies bei diesem kurzen Zeitfenster auch ein Zufallsbefund gewesen sein
könnte; dies wird in weiteren Studien abgeklärt. Oft Bla-
sen-CA bei DM2, insbesondere bei Rauchen, Adipositas
und Haarefärben.

16.2.2 β-zytotrop wirkende orale Antidiabetika

Sulfonylharnstoffe

Sulfonylharnstoffe wirken auf die insulinproduzieren-
den β-Zellen und steigern die Insulinsekretion. Eine
HbA_{1c}-Senkung um bis zu 1,0% ist möglich und eine
signifikante Reduktion von mikro- und makrovaskulären
Endpunkten in UKPDS, aber weniger als unter Biguanide. Immer einschleichend eindosieren, das heißt
z. B. 1,75–3,5 mg für Glibenclamid, 1 mg für Glimipirid.
Maximaldosierungen: 10,5 mg Glibenclamid, 6 mg Glimipirid.

■ **Nebenwirkungen**

Eine enorme Gewichtszunahme ist wahrscheinlich. Unterzuckerungen sind zu beobachten, 1,4% der Patienten
in UKPDS erlebten schwere langdauernde Unterzuckerungen, noch häufiger bei Kombinationstherapie. Die
Hypoglykämiegefahr ist bei Niereninsuffizienz erhöht.

Gliquidon (Glurenorm) wird 95% über die Leber verstoffwechselt und ausgeschieden; also auch geeignet bei Niereninsuffizienz.

- **Kontraindikationen**

Typ-1-Diabetes, Pankreatektomie, eingeschränkte Nierenfunktion, schwere Lebererkrankungen, Überempfindlichkeit gegen Sulfonylharnstoffe und Sulfonamide, Schwangerschaft und Stillzeit.

Hypoglykämie und Sulfonylharnstoffe

Im Alter steigt dieses Risiko auf 10–20% pro Jahr. Ursächlich sind eine mangelnde Nahrungszufuhr, Medikamenteninteraktionen, Lebererkrankungen mit mangelnder Glukoneogenese. Patienten mit einer Niereninsuffizienz sind einerseits durch die Retention von SH und andererseits durch die gestörte Glukoneogenese gefährdet (◘ Tab. 16.4). Viele Patienten nehmen mit zunehmendem Alter Gewicht ab, und das SH-Derivat läuft in unveränderter Dosierung weiter. Die Mortalität der schweren Hypoglykämie liegt bei 6–18%, abhängig von den Begleiterkrankungen; im Alter nachfolgend Delir und dementielle Entwicklung. Medikamenteninteraktionen und Kontraindikationen für Sulfonylharnstoffe (SH) sind in ◘ Tab. 16.5 bzw. ◘ Tab. 16.6 aufgelistet.

Glinide

Kurzzeitige Stimulation der Insulinsekretion, es wirkt nur zu den Mahlzeiten. Zur Verfügung stehen Repaglinid (Novonorm) und Nateglinid (Starlix). Immer einschleichend eindosieren, das heißt z. B. 0,5 mg als Einzeldosis zur Hauptmahlzeit bei Repaglinid (maximale Einzeldosis

◻ Tab. 16.4 Therapie einer »SH-Hypoglykämie«

Klinik-einweisung	Die Hypoglykämieneigung kann 12 Stunden und auch über 72 Stunden andauern
50 ml Glukose 40% i.v.	Hilft oft nur vorübergehend!
Glukose-dauerinfusion	Zunächst 1/4-, dann 1/2- bis 1-stündliche BZ-Kontrollen, meist >10 g Glukose/h
Elektrolyt-lösung	Begleitende Maßnahme, um den Tagesflüssigkeitsbedarf zu gewährleisten
Kalium	Einbau von Glukose erfordert Kalium und Phosphat Kaliumkontrollen nach Ausgangswert und Verlauf, zunächst stündlich
Begleit-erkrankungen	Besonders ist an einen zerebralen Insult, Herzinfarkt zu denken
Relative NNRI	bei sehr schwerer Hypoglykämie 3 x 10 mg Prednison/Tag p.o.

◻ Tab. 16.5 Medikamenteninteraktionen

Wirkungs-verlängerung	Hemmung des Abbaus durch: - Kumarinderivate - Ranitidin und Sulfonamide
Wirkungs-steigerung	Verdrängung aus der Eiweißbindung durch: - Analgetika wie Salicylate - Antibiotika wie Sulfonamide, Rifampicin und Tetracycline, - Gichtmittel wie Allopurinol und Sulfinpyrazon - Clofibrat

■ Tab. 16.6 Kontraindikationen für Sulfonylharnstoffe (SH)

Typ-1-Diabetes	Keine Wirkung und kontraindiziert. Der Effekt in der Remissionsphase ist nicht ausreichend
Kinder	Gefährliche Nebenwirkungen, besonders auf die Schilddrüse und Hämatopoese
Gravidität	Möglicherweise fetotoxisch und fetale Hyperinsulinämie; nicht abschließend geprüft (aber: Gefahr scheint sehr gering)
Alkoholismus	Hohes Hypoglykämierisiko wegen Hemmung der Glukoneogenese durch Alkohol und/oder Leberschaden
Ungenügende Compliance	Eine regelmäßige Nahrungszufuhr muss gewährleistet sein
Niereninsuffizienz	Renale Retention, v. a. bei Exsikkose. Umsetzen auf Gliquidon (z. B. Glurenorm), das zu 95% hepatisch eliminiert wird, bei einer Kreatinin-Clearance <60 ml/min bzw. einem Kreatininspiegel >1,5–1,8 mg/dl (>133–160 µmol/l)
Hepatose	Hypoglykämierisiko bei mangelnder Glukoneogenese und mangelnder Glykogenspeicherung. Alle SH müssen vor der renalen Elimination hepatisch metabolisiert werden, deshalb besteht bei Hepatosen eine Kumulationsgefahr
Allergien	Kreuzallergien mit allen Sulfonamid-Derivaten
Ketose	Die Insulinsekretion ist nicht mehr stimulierbar
Andere	Bei allen konsumierenden Erkrankungen, Schock, Laktatazidosen, Ketoazidosen, Sepsis, Infarkten etc., sind Pharmakokinetik und -dynamik nicht kalkulierbar. Man wird bevorzugt unter Überwachung mit Insulin behandeln. Auch Pankreatiden sind KI für SH

4 mg, Nateglinid jeweils 60 mg (maximale Einzeldosis 180 mg). Nateglinid (Starlix) ist nur in Kombination mit Metformin zugelassen. Repaglinid (Novonorm) geht auch bei GFR <30 ml/min. Eine HbA_{1c}-Senkung um bis zu 1,7% ist möglich. Unterzuckerungen wurden beobachtet, offenbar nicht geringer in der Frequenz zu Sulfonylharnstoffen.

■ **Kontraindikationen**

Kombination mit Gemfibrozil, Typ-1-Diabetes, Pankreatektomie, azidotische Stoffwechseldekompensation, Präkoma oder Koma, schwere Lebererkrankungen, Schwangerschaft und Stillzeit, operative Eingriffe, Unfälle, Infektionen mit Gefahr eines Postaggressionsstoffwechsels. Niereninsuffizienz bei Nateglinid, bei schwerer Niereninsuffizienz mit Kreatinin-Clearance <30 mg/dl auch bei Repaglinid (Novonorm).

DPP-4-Inhibitoren

Die Hemmung der Dipeptidyl-Peptidase-4 (DPP-4) hemmt den Abbau der Inkretine Glukagon-like Peptid-1 (GLP-1) und »glucose-dependent insulinotropic polypeptide« (GIP). Konsekutiv wird die endogene Konzentration dieser Inkretinhormone erhöht und die Insulinspiegel bleiben hoch, solange Glukose anflutet. Es zeichnet sich ab, dass unter DPP-4-Hemmern die Betazellfunktion länger erhalten bleibt. Unnötige Hyperinsulinämin werden vermieden, Gewicht kann etwas reduziert werden, HbA_{1c}-Senkung um bis zu 0,8%.

Indiziert zur Kombinationsbehandlung, insbesondere mit Metformin. Die Kombination ist auch mit Pioglitazon oder Sulfonylharnstoffen möglich.

Sitagliptin (Januvia) ist auch für die Monotherapie oder in Kombination mit Insulin zugelassen. Sitagliptin 100 mg 1-mal täglich, Sitagliptin muss bei Kreatinin-Clearance 30–60 ml/min auf 50 mg/die, bei einer Kreatinin-Clearance <30 ml/min auf 25 mg/die reduziert werden. Die Dosisanpassung bei Niereninsuffizienz ist notwendig: Vildagliptin muss bei einer Kreatinclearance von 30–60 ml/min auf 50 mg/die reduziert werden und ist bei schwerer Niereninsuffizienz nicht empfehlenswert; analog bei Saxagliptin, das aber nur mit Metformin verordenbar ist und damit bei Niereninsuffizienz ohnehin nicht gegeben werden kann.

- **Nebenwirkungen**

Bei Monotherapie gibt es extrem selten Nebenwirkungen; in Kombination mit Sulfonylharnstoffen häufiger Hypoglykämien durch den Sulfonylharnstoff, deshalb ist eine Dosisanpassung notwendig. Da GLP-1, dessen Abbau durch die DPP-4-Inhibition gehemmt wird, glukoseabhängig nur bei Hyperglykämie die Insulinsekretion stimuliert und die Glukagonsekretion hemmt, treten sowohl bei Monotherapie als auch in Kombination mit Metformin im Prinzip keine relevanten Hypoglykämien auf. In der Regel werden die DPP-4-Hemmer gut vertragen, selten kann es unter Vildagliptin zu einem Transaminsasenanstieg kommen, ebenfalls selten eine Pankreatitis.

- **Kontraindikationen**

Typ-1-Diabetes, Alter <18 Jahre, Schwangerschaft, Alter über 75 Jahre, Kreatinin-Clearance beachten, je nach Substanz entsprechende Einschränkungen.

16.3   Injektabile Therapieformen

16.3.1 Inkretinmimetika (GLP1-Analoga)

Inkretinmimetika sind Peptide, die den Rezeptor für GLP-1 (Glucagon-like-peptide-1) aktivieren und darüber zu einer glukoseabhängigen Stimulation der Insulinsekretion, Glukagonsuppression und Magenentleerungsverzögerung führen. Als Peptide würden sie bei oraler Gabe im Darm zerstört werden, sodass die Verabreichung ähnlich wie beim Insulin subkutan ins Unterhautfettgewebe erfolgt. Verfügbar ist das Mimetikum **Exenatide** (Byetta), welches zweimal täglich subkutan oder in abgeänderter Zubereitungsform mit deutlich verlängerter Halbwertszeit (Bydureon) nur einmal wöchentlich injiziert wird. Ebenfalls steht für eine einmal tägliche Gabe das Liraglutid (Victoza) zur Verfügung.

▪ **Indikation**

Diabetes mellitus Typ 2, zusammen mit Basistherapie und mit OAD wurden die Therapieziele nicht erreicht. Es ist eine HBA_{1c}-Senkung um bis zu 1,1% möglich.

▪ **Dosierung**

Exenatide (Byetta) mit Fertigpen 5 µg 2-mal/Tag 60 min vor dem Frühstück und Abendessen; ggf. Steigerung auf 2-mal 10 µg nach vier Wochen bei guter Verträglichkeit und unzureichender Wirkung der 5-µg-Dosis.

Das Bydureon (lange wirksames Exenatide) soll einmal wöchentlich mahlzeitenunabhängig injiziert werden. Es wird aus der Ampulle in die Spritze aufgezogen. Dies bedarf einer Schulung des Patienten. Liraglutid (Victoza) wird einmal täglich zunächst in der Dosis von 0,6 mg s.c.

mit Fertigpen vor einer großen Hauptmahlzeit injiziert; nach einer Woche erfolgt die Dosissteigerung auf 1,2 mg/die. Im Einzelfall kann die Dosis noch auf 1,8 mg/die gesteigert werden.

- **Weitere Effekte**

Eine Gewichtsreduktion ist beobachtbar, im Durchschnitt um ca. 3–4 kg, in einzelnen Patientenpopulationen auch deutlich höher (20–40 kg). Die Prognose bei D.m. 2 ist ganz wesentlich abhängig von der Gewichtsreduktion! Bei massiver Adipositas ist die Prognose ab Diagnosestellung im Schnitt nur 8 Jahre, mit Muskelaufbau und Gewichtsreduktion Steigerung der mittleren Lebenserwartung über 15 Jahre.

Mit Exenatide 2 x 5 µg 60 min vor den Mahlzeiten (Frühstück und Abendessen) erreicht man die höchste, oft sehr beeindruckende Gewichtsreduktionen. Der Magenpylorus schließt sich dann bereits beim Essen; genau dies führt aber in der Anfangsphase oft zu sehr unangenehmer Übelkeit. Deshalb steigert man diesen Spritz-Ess-Abstand schrittweise von 20 auf 60 min. Mit der wöchentlichen Gabe hat man die niedrigsten Nüchternblutzucker, aber nur einen moderaten HbA_{1c}-Effekt und nur eine geringe Gewichtsreduktion, ähnlich den DPP-4-Hemmern.

Nebenwirkungen 50% zeigen Nebenwirkungen wie Übelkeit, Brechreiz, Erbrechen. In 14% der Fälle führt dies zum Abbruch der Therapie; meist klingen diese Nebenwirkungen im Verlauf der ersten Woche ab. Versuche mit einschleichender Dosierung und vor allem mit Steigerung des Spritz-Ess-Abstandes von 20 min auf 60 min sind zu unternehmen. Selten gibt es allergische Reaktionen oder Pankreatitiden, Letzteres bei Risikokonstellationen (Gallensteine, Alkohol).

16.3.2 Insulin bei DM2

Ursachen für das Versagen einer oralen Diabetestherapie

Krankheitsbezogene Ursachen für das Versagen einer oralen Diabetestherapie
- Sekretionsdefizit
- Zunahme der Insulinresistenz
- Glukosetoxizität (entgleister BZ induziert Insulinresistenz und hemmt Insulinsekretion)
- Komorbidität (Pneumonie etc.)
- Kontra-insulinäre Komedikation (z. B. Glukokortikoide)

Patientenbezogene Ursachen
- Schulungsdefizite
- Fehlende Umsetzung einer Diabetes- und/oder Reduktionskost
- Mangelnde körperliche Aktivität

Die Indikation für eine Insulintherapie beim Diabetes mellitus Typ 2 besteht spätestens beim »**echten Sekundärversagen**« der oralen Medikation, welches sich im Krankheitsverlauf nach Jahren mit zunehmendem Verlust der Insulinproduktion durch die β-Zellen des Pankreas einstellt. Ab diesem Zeitpunkt muss dem Körper Insulin »von außen« im Rahmen der Therapie zur Verfügung gestellt werden. Eine Insulintherapie oder Kombinationstherapie aus Insulin und oralen Medikamenten kann jedoch durchaus auch schon vor Eintreten des Sekundärversagens der oralen Medikation begonnen werden, um eine Entlastung der β-Zellen zu erreichen, mit einer möglichst lange erhaltenen Restfunktion zur Feinsteuerung. Durch einen Auslassversuch der OAD kann man testen, ob ein orales Therapieprinzip, zusätzlich zum Insulin, überhaupt noch einen Effekt aufweist.

Vom echten Sekundärversagen zu unterscheiden ist das Diätversagen, das man als »**unechtes Sekundärversagen der OAD**« (s. u.) bezeichnen kann. Ernährungsberatung, insbesondere eine praxisnahe Beratung nimmt eine wichtige Stellung ein (z. B. sollte der Einkaufszettel überprüft werden, ein Kochkurs zeigt rasch die Probleme bei Auswahl und Einschätzung der Nahrungsmittel). Eine Forcierung der Basismaßnahmen in Form einer Ernährungs- und Bewegungstherapie mit Muskelaufbau wäre wünschenswerterweise der erste Schritt in einer solchen Situation.

Die differenzierten Empfehlungen der Fachgesellschaften stehen oft im Widerspruch zur Machbarkeit in der täglichen Praxis. Beispielsweise wird eine Gewichtsreduktion nur von wenigen, motivierten Patienten wirklich erreicht und aktiv angestrebt.

Primärversagen

Hierunter werden Patienten mit einem Typ-2-Diabetes zusammengefasst, bei denen es beim erstmaligen Einsatz von oralen Antidiabetika nicht innerhalb von Wochen zu einer befriedigenden Kompensation des Stoffwechsels gekommen ist. DD: LADA.

Neben Problemen der Compliance sollte dabei an das Vorliegen eines Typ-1-Diabetes gedacht werden. Die UKPDS-Studie zeigte klar, dass das klinische Erscheinungsbild eines spät manifestierenden Typ-1-Diabetes LADA bei Diagnosestellung häufig nur schwer vom Typ-2-Diabetes zu trennen ist. Autoantikörpertiter sind bei diesem langsamen Krankheitsverlauf oft negativ oder grenzwertig, obwohl ein **LADA**, also später D.m. Typ 1, vorliegt. Inselzellantikörper-Bestimmungen, insbesondere GAD-AK sind beim LADA, oft aber nicht immer diagnostisch. Insulin-AAK und Inselzell-AAK sind fast immer negativ. Eine C-Peptidbestimmung (nicht teuer) vor und nach einem reichlichen Frühstück, mit Verlaufskontrollen, kann helfen.

»Echtes« Sekundärversagen

Merkmale des »echten« Sekundärversagens
- Anfangs erfolgreiche Therapie mit oralen Antidiabetika über mehr als zwei Jahre
- Dekompensation des Stoffwechsels trotz maximaler oraler Medikation und Einhaltung von Diabeteskost, körperlicher Bewegung und nahezu Normgewicht
- Präprandialer BZ-Spiegel >120 mg/dl (>6,7 mmol/l), postprandialer BZ >160 mg/dl (>8,9 mmol/l)
- HbA_{1c} >7,0%
- Neu aufgetretene Glukosurie
- Oft noch gutes basales C-Peptid über 1 ng/ml und Anstieg auf Stimulation um 50%, evtl. sogar noch um 100%

Das »echte« Sekundärversagen wird auch als **Tablettenversagen** oder SH-Versagen bezeichnet. Streng genommen trifft diese Bezeichnung nur auf körperlich aktive Typ-2-Diabetiker zu, die die Diabeteskost einhalten.

Es kann auch mal nur passager im Rahmen einer schweren Infektion, Operation oder Trauma sein, Medikation beachten (Prednisolon, Thiazide, Betablocker). Oder gibt es unerkannte rheumatische oder neoplastische Erkrankungen?

»Unechtes« Sekundärversagen

Beim »unechten« Sekundärversagen liegt die Ursache nicht in erster Linie im Versagen der Insulinproduktion der β-Zellen, sondern vielmehr an der unzureichenden Umsetzung der Ernährungs- und Bewegungstherapie als Basismaßnahmen der oralen Medikation. Meist handelt es sich um übergewichtige Patienten mit ausgeprägter Insulinresistenz, die durch falsche, kalorienreiche Ernährung und Bewegungsarmut trotz der durchgeführten oralen Medikation den Glukosestoffwechsel zur Dekompensation bringen und sich nicht in der Lage sehen, entsprechende Empfehlungen hinsichtlich der Basismaßnahmen umzusetzen.

Hausärzte an der Front meinen, dass dies über 90%, ja 99% seien. Da muss man sich ganz kritisch fragen, ob man da mit Sulfonylharnstoffen plus Insulin vielleicht sogar noch mehr Schaden anrichtet. Kurz wirksame GLP-1-Analoga, bariatrische Chirurgie, antidepressive Therapie und Rehabilitationen sind zu bedenken.

Differenzierte Insulintherapie

Diese Therapie findet bei Diabetes mellitus Typ 2 Anwendung, zusammen mit der Basistherapie und, wenn möglich, zusammen mit Metformin. Insulin wird dann verabreicht, wenn OAD plus Basistherapie nicht mehr ausreichen. Darüber hinaus bei akuten Stoffwechselentgleisungen, gelegentlich perioperativ, bei Ketonurie, bei akutem Myokardinfarkt und Diabetes mellitus, bei Gestationsdiabetes mit nicht ausreichender Ernährungstherapie. Für die Durchführung der Insulintherapie und der Blutzuckerselbstmessungen muss eine Patientenschulung erfolgen. Je nach Ausmaß der Insulinresistenz können die individuellen Dosierungen sehr weit differieren. Eine HbA_{1c}-Senkung um bis zu 2,0% und eine signifikante Reduktion von mikrovaskulären Endpunkten in UKPDS sind möglich.

Unterschiedliche Regime sind möglich:
- die basal unterstützte orale Therapie (BOT),
- die supplementäre mahlzeitenbezogene Insulintherapie (SIT),
- die konventionelle Insulintherapie (CT),
- die intensivierte konventionelle Insulintherapie (ICT),
- eine Kombination mit OAD,
- eine Kombination mit GLP-1-Analoga.

■ Gewichtszunahme

Oft kommt es zu einer raschen Gewichtszunahme durch Hyperinsulinämie (Insulinmast) und Gewichtszunahme mit initialer Blutzuckerkosmetik und dann wieder zu einer Verschlechterung. Sie ist Folge des verbesserten Stoffwechsels und der anabolen Wirkung des Insulins.

◻ Tab. 16.7 Therapiemöglichkeiten

SIT mit Normalinsulin o. Analoginsulin	Zunächst Abdeckung des Frühstücks, bedarfsweise weitere Mahlzeiten, insbesondere bei erhöhten postprandialen Blutzuckerwerten >180 mg/dl unter oraler Medikation. Mit Normalinsulin ist ein guter SEA ganz entscheidend.
NI/NPH-Mischinsulin	Meist wird die Umstellung zur Kombinationstherapie viel zu spät eingeleitet, dann kann ein Mischinsulin vor dem Frühstück der erste Schritt sein. Über 20 E Mischinsulin pro Tag sollten im Verhältnis 2:1 auf das Frühstück und das Abendessen verteilt werden
Basalinsulin zur Nacht (BOT)	Die zusätzliche Injektion eines nächtlichen Basalinsulins in den Oberschenkelbereich erfolgt bei hohem Nü-BZ und/oder ab einem Tagesbedarf >20–30 E, also wenn die basale Sekretion ebenfalls insuffizient geworden ist. Die orale Medikation wird fortgeführt unter Hinzunahme eines Basalinsulins zur Nacht (s.u.) Dies ist der erste Schritt der Kombinationstherapie, wenn der Nü-BZ bei erstmaliger Insulintherapie bereits erhöht ist Wird zunehmend als erster Schritt beim Sekundärversagen empfohlen
Metabolische Insulinresistenz	Bei länger bestehender hyperglykämischer Entgleisung entwickelt sich eine metabolische Insulinresistenz mit einer Dyslipidämie. Die Insulinempfindlichkeit wird durch eine initial stationäre intensivierte Therapie wiederhergestellt

☐ **Tab.16.7** (Fortsetzung)	
Körpergewicht	Idealerweise sollte das Körpergewicht um weniger als 2–3 kg ansteigen. Die Vermeidung einer Insulinüberbehandlung sowie körperliche Aktivität und richtige Ernährung sind deshalb ein wichtiger Bestandteil einer erfolgreichen Kombinationstherapie
Insulinmonotherapie	Ab einem Insulinbedarf >20–30 E/Tag und zusätzlichem Bedarf eines nächtlichen Basalinsulins wird ein SH-Auslassversuch durchgeführt, um zu prüfen, ob die Gabe des SH noch sinnvoll ist. Die Insulinmonotherapie kann je nach Möglichkeiten des Patienten individuell gesteuert werden. Bei Diabetes mellitus Typ 2 ist in der Regel eine Kombination mit Metformin sinnvoll
Ziel	Ziele sind möglichst eine normnahe BZ-Einstellung, HbA$_{1c}$ ~7,0 bis 7,5%, normales Körpergewicht, normaler Blutdruck und normale Blutfette Ausreichend Insulin verbessert das Allgemeinbefinden wesentlich, deshalb profitieren auch sehr alte Menschen von einem zumindest zufriedenstellenden BZ

Gerade der Muskelaufbau muss bedacht werden. Ausdauertraining schützt zwar das Herz-Kreislauf-System, bringt aber für die Gewichtsreduktion überraschend wenig. Der Aufbau und der Erhalt von Muskulatur sind hierfür ganz wesentlich. Deshalb empfiehlt man heute

◘ Tab. 16.8 Basalinsulin zur Nacht

Morgendlicher Blutzucker	Erhöhen der Insulindosis
≥180 mg/dl	6–8 E
≥140–<180 mg/dl	4–6 E
≥120–<140 mg/dl	2–4 E
≥100–<120 mg/dl	0–2 E
Morgendlicher Blutzucker	**Reduzieren der Insulindosis**
≤80 mg/dl	Zunächst keine Änderung, falls BZ um 2–3 Uhr nicht tiefer 80 mg/dl, jedoch enge Kontrolle
≤60mg/dl	2–4 E/Tag

50% Ausdauertraining und 50% Muskeltraining. Zu erwägen auch die Kombination mit Metformin, DPP-4-Hemmern oder, am besten, mit kurz wirksamen GLP-1-Analoga (◘ Tab. 16.7).

■ **Additiver Einsatz von Langzeit- oder Intermediärinsulinen zu einem oralen antidiabetischen Prinzip**

Start: 10 E Basalinsulin (Levemir) oder ein Intermediärinsulin (NPH-Insulin) gegen 22.00 Uhr. Anpassung der Insulindosis in wöchentlichen Schritten unter Bestimmung der nächtlichen und der morgendlichen BZ, Therapieziel: morgendlicher BZ 100 mg/dl. Die genauen Anpassungen sind in ◘ Tab. 16.8 beschrieben.

Perioperative und periinterventionelle Diabetestherapie

P. Hien et al., *Diabetes 1x1*,
DOI 10.1007/978-3-642-44976-5_17,
© Springer-Verlag Berlin Heidelberg 2014

17.1 Einfluss des Operationszeitpunktes

Kriterien für das Vorgehen bei Operationen bei Diabetikern

— Wichtig ist, welche Art von Diabetes vorliegt, wie er bis dahin therapiert wurde und wie die Qualität der bisherigen Einstellung war.

— Wichtig ist zudem die Dringlichkeit der Operation/Intervention: elektiv, semielektiv, dringlich oder notfallmäßig.

— Die Art der Narkose hängt in der Regel von der Operation/Intervention ab und beeinflusst die perioperative bzw. periinterventionelle Planung.

— Das Ausmaß der Operation und damit das Ausmaß des Postaggressionsstoffwechsels werden in das Procedere einbezogen.

— Begleiterkrankungen müssen erfasst werden, v. a. die diabetischen Folgeerkrankungen.

Ursachen für das erhöhte perioperative Risiko bei Diabetikern

— Gehäuft gestörte Wundheilung, Wundinfektion, kritische BZ-Entgleisungen

— Postaggressionsstoffwechsel, bei Sepsis oder Trauma: katabole Stoffwechsellage mit Hyperglykämie, Lipolyse und Proteolyse

— Diabetische Folgeerkrankungen: internistische Abklärung vor elektivem Eingriff

- **Elektiver Eingriff**

Beispielsweise bei asymptomatischen Gallensteine, Varizen, Schönheitsoperationen. Der Zeitpunkt der Operation kann geplant werden, es besteht die Möglichkeit zur optimalen präoperativen Diabeteseinstellung.

- **Semielektiver Eingriff**

Beispielsweise bei sekundären Osteosynthesen, Tumor-Operationen, abgeheilter Cholecystitis. Eingriffe sind für maximal einige Wochen aufschiebbar.

- **Dringliche Operationen**

Ihnen geht oft eine Stabilisierungsphase voraus; ein Beispiel ist der alte Patient mit hüftnaher Fraktur. In dieser Stabilisierungsphase ist auf eine ausreichende Energiezufuhr von ca. 10 g Glukose/h geachtet zu achten, unter begleitender Insulingabe.

- **Notfalloperation**

Traumapatienten müssen mitunter ohne Vorbereitung direkt in den Operationssaal.

17.2   Anästhesieverfahren und Tageszeit

Regionalanästhesieverfahren erleichtern das Procedere sehr, da der Patient postoperativ wieder essen kann. Die Nahrungskarenz liegt bei maximal 4–6 Stunden. Präoperativ sollten gerade bei Diabetikern Polyneuropathien erfasst werden.

Bei **Vollnarkosen** obligat sind stündliche BZ-Kontrollen. Bei BZ-Werten im unteren Normbereich und bei

Ausgleich einer Hypoglykämie wird der BZ alle 30 Minuten bestimmt.

Diabetespatienten, vor allem unter Insulin, sollten morgens an erster Stelle operiert wird. Dies erleichtert das Management des Diabetespatienten perioperativ sehr.

17.3   Operation und Postaggressions-stoffwechsel

■   **Große Operationen**

Postoperativ verändert sich der Stoffwechsel im Sinne eines Postaggressionsstoffwechsels analog Sepsis oder Trauma. Katecholamine, Kortisol, Glukagon und STH (somatotropes Hormon), erzeugen als Insulinantagonisten eine katabole Stoffwechsellage mit Hyperglykämie, Lipolyse und Proteolyse. Volumenmangel, Flüssigkeitsverlust, Mikrozirkulationsstörungen, Hypoxie, Azidose, Schmerzen, Elektrolytentgleisungen und septische Streuungen müssen beseitigt werden, um die katabolen Stimuli zu drosseln.

Diese Phase kann bei Hüftoperationen einen Tag, nach Hemikolektomie zwei Tage dauern und geht bei nekrotisierender Pankreatitis über Wochen. Eine Insulinresistenz mit Glukoneogenese und Glukoseverwertungsstörung und raschem Abbau körpereigener Proteine und Fette. Besonders Typ-2-Diabetiker haben eine vorbestehende Insulinresistenz.

Der Nichtdiabetiker kann den erhöhten Bedarf, mitunter das 2- bis 3-Fache des normalen Insulinbedarfs, ausschütten und wahrt ein Gleichgewicht, das die möglichst rasche Rekompensation dieser Stoffwechselentgleisung erlaubt.

Man stellt initial eine Glukosezufuhr von 100–200 g Glukose pro Tag sicher und steigert dann. Zu viel Glukose oder gar Fette werden in den ersten 2–3 Tagen nicht verstoffwechselt. 200–400 IE Insulin pro Tag bei Diabetikern sind nicht ungewöhnlich.

■ Kleine Eingriffe

Kleine Eingriffe, z. B. Handchirurgie in Regionalanästhesie, bedürfen nur einer präoperativen Reduktion der Antidiabetika. Nach der Operation fährt der Patient wie gewohnt mit seinem Diabetesregime fort.

17.4 Begleiterkrankungen und diabetische Folgeerkrankungen

Gastroparese, sei sie akut (reversibel) durch eine schlechte Einstellung (BZ >200 mg/dl [>11,1 mmol/l]) oder chronisch durch die autonome Neuropathie, erhöht das Aspirationsrisiko. Säureblocker werden am Vorabend der Operation angesetzt. Vor der Narkose wird der Magen abgesaugt, und in Oberkörperhochlage wird schnell, ohne Maskenbeatmung, intubiert.

Die **diabetische Neuropathie** prädisponiert zur besonderen Druckempfindlichkeit peripherer Nerven. Eine Peroneusläsion bei Diabetikern wird gerne auf eine inadäquate Lagerung zurückgeführt. Man tut gut daran, ganz besonders auf eine korrekte Lagerung und Polsterung vor und während der Operation zu achten. Aus forensischen Gründen werden vorbestehende Schäden dokumentiert.

Perioperativ wichtige Begleiterkrankungen listet ◘ Tab. 17.1 auf.

◘ Tab. 17.1 Perioperativ wichtige Begleiterkrankungen

Autonome Neuropathie	Aspirationsneigung bei Gastroparese Verlängerte postoperative Darmatonie Herzrhythmusstörungen Orthostatischer Blutdruckabfall Kreislaufversagen bei gestörter Gefäßregulation Blasenentleerungsstörungen
Periphere Neuropathie	Motorische und sensible periphere Ausfälle
Hypertonie	Präoperative Einstellung Perioperative Überwachung
Angiopathie	Stumme Herzinfarkte Zerebrale Insulte Mangelperfusionen, u. a. mit Wundheilungsstörungen
Nephropathie	Kontrastmittel bei Kreatinin 2 mg/dl (177 µmol/l) nur bei sehr guter Hydrierung, sehr guter Ausscheidung und stabilem Kreislauf; danach Kreatininkontrollen Kein Kontrastmittel bei Kreatinin >3 mg/dl (>265 µmol/l), besonders wenn auch eine Proteinurie vorliegt Keine nichtsteroidalen Antirheumatika (NSAR, Diclofenac etc.). Die Autoregulation der Niere wird beeinträchtigt mit konsekutivem Nierenversagen

17.5   Therapie

17.5.1 Insulin über Perfusor

Die s.c.-Injektion ist bezüglich der Wirkung bei schweren Erkrankungen schlecht steuerbar. Insulin läuft am besten parallel zur Glukoeinfusion kontinuierlich über einen Perfusor (Dosierung: ▶ Abschn. 15.5). Als Standard gilt: 50 ml NaCl 0,9% enthalten 50 IE Normalinsulin, also 1 IE Insulin/ml.

Um Hypoglykämien zu vermeiden, strebt man perioperativ BZ-Werte um 120 bis 150 mg/dl (ca. 7 mmol/l) an.

■ **Insulin in Glukoseinfusion**

Insulin in der Glukoseinfusion ist bei leichten Erkrankungen praktikabel (▶ Abschn. 15.5). Im Allgemeinen liegt das Verhältnis von Insulineinheiten zu Glukose in Gramm (also E Insulin/Glukose in g) bei 1/5 bis 1/3. In 500 ml Glukose 10% gibt man also 10–16 E Normalinsulin. Bei schweren Erkrankungen auf Intensivstation sollte man Insulin besser separat über den Perfusor verabreichen.

■ **Basalinsulin perioperativ**

Beim insulinbedürftigen Diabetiker (Typ 1 und Typ 2) wird der Basalinsulinbedarf perioperativ mit 1 E/h (0,015 E/kg KG/h) substituiert. Bei kleinen, ggf. auch bei mittleren Eingriffen wird eine basale Insulinsubstitution s.c. weitergeführt. Ansonsten wird der Basalbedarf dem errechneten Normalinsulinbedarf zur Abdeckung der Glukoseinfusion zugeschlagen. Hierzu ist die Perfusorapplikation natürlich am übersichtlichsten und einfachsten.

- **Korrekturinsulin**

Überhöhte BZ (>160 mg/dl [>9 mmol/l]) werden korrigiert; Entgleisungen sind in der Regel die Ursache einer akuten Insulinresistenz, z. B. bei großer Operation, Sepsis, Schock etc. Die notwendigen Dosierungen sind oft extrem hoch (Dosierung: ▶ Abschn. 15.5).

17.5.2 Insulinsubstitution des Typ-2-Diabetikers

Der diätetisch behandelte Typ-2-Diabetiker braucht in der Regel perioperativ kein Insulin. Kleine (bis mittlere) Operationen werden ohne Insulin und Glukose durchgeführt, da der Stoffwechsel sich ausreichend selbst reguliert. Bei großen Eingriffen oder schweren Infektionen kann die Insulinresistenz so stark zunehmen, dass die Eigensekretion nicht mehr ausreicht. Dies ist im Einzelfall nicht vorherzusehen, sollte aber durch zweistündliche BZ-Kontrollen erkannt werden.

Der Typ-2-Diabetiker, therapiert mit oralen Antidiabetika, partieller Insulinsubstitution oder einer Kombinationstherapie OAD/Insulin, braucht bei mittleren bis großen Eingriffen auch perioperativ eine partielle Insulinsubstitution. Das Ausmaß ist nicht vorhersehbar. Die Glukoseinfusion wird immer mit Insulin, also dem Bedarfsinsulin, abgedeckt (~1–2 E/5 g Glukose).

Sehr hohe Insulindosen, teilweise weit über 200 E/Tag, können für alle Formen des Diabetes nötig werden.

Dies hängt vom Ausmaß der Insulinresistenz ab. Ein klassisches Beispiel wäre die nekrotisierende Pankreatitis mit Sepsis und Schock.

Tipps zur perioperativen Glukose- und Insulinsubstitution

NPH-Insuline und lange wirksame Analoginsuline vom Vorabend können noch wirken.

Insulin i.v. wirkt etwa 15 Minuten.

Insulinmangel und zu geringe Energiezufuhr führen zur Katabolie. Im Rahmen von Bypass-Operationen zeigte sich, dass mit einem BZ von 120–150 mg/dl (6,7–8 mmol/l) den Patienten das Entwöhnen von der Beatmung leichter fällt, da sie genug Kraft haben.

Ausreichende Flüssigkeitszufuhr beugt einer Insulinresistenz durch Exsikkose vor.

Der perioperative **Kaliumbedarf** wird gerne einmal übersehen.

Die **postoperative parenterale Ernährung** des schwerkranken Diabetikers wird unterschiedlich gehandhabt. Einheitlich ist eine langsame schrittweise Steigerung der Nährstoffzufuhr.

Perioperatives Stoffwechselmanagement

- **Perioperatives Procedere bei Typ-2-Diabetes**

Die Therapie mit Metformin muss man 48 Stunden vor einer Operation absetzen! Bei großen Operationen und schweren Erkrankungen sollte präoperativ ein Wechsel auf Insulin stattfinden.

Kleine Operation:
- Keine SH am Op.-Tag
- BZ <200 mg/dl (11,1 mmol/l): BZ alle 1–2 h
- BZ >250 mg/dl (13,9 mmol/l): s.c. Normalinsulin, 4–6 E
- SH erst wieder mit der ersten post-op. Mahlzeit

Mittlere Operation:
- Keine SH am Op.-Tag
- Infusion mit 5%Glukose mit Insulin, s.o.
- BZ stündlich: s.c.-Normalinsulin nach BZ
- BZ >250 mg/dl (13,9 mmol/l): 4–6 E
- SH mit erster postoperativer Mahlzeit

- **Perioperatives Management bei Typ-1-Diabetes**

Kleine bis mittlere Operationen:
- 500 ml 10% Glukose mit Normalinsulin (16 E) und KCl (10 mmol), 80 ml/h mit Infusomat (=2,6 E Insulin/h, 8 g Glukose/h)
- Mehr Insulin (20 E = 3,2 E/h) bei Adipösen oder initial hohem BZ
- Niedrigere Dosis (12 E = 1,9 E/h) bei sehr schlanken Patienten
- GIK-Infusion fortsetzen bis zur ersten Mahlzeit
- Postoperativ übliches Insulin-Therapieschema, sobald orale Nahrungsaufnahme

- **Richtwerte für den perioperativen intravenösen Insulinbedarf bei Infusion von 10%iger Glukose/h**
- Bei Adipositas: 4–6 E/h
- Bei Glukokortikoidtherapie: 5–8 E/h
- Bei schwerer Infektion, Sepsis: 6–8 E/h
- Bei Operationen am Herzen: 8–12 E/h

Am Operationstag werden Glukose und Elektrolytlösungen kombiniert, z. B. 1000 ml Glukose 10% und 1000 ml Ringer bei ca. 100 ml/h. Das Fortschreiten hängt von der Erkrankung und der Größe des Eingriffs ab. Nach 3–4 Tagen wechselt man schrittweise auf eine volle parenterale Ernährung.

Alkohol und Diabetes

P. Hien et al., *Diabetes 1x1*,
DOI 10.1007/978-3-642-44976-5_18,
© Springer-Verlag Berlin Heidelberg 2014

Ein moderater Alkoholgenuss gilt als akzeptabel. Dieser ist definiert für Frauen <10 g Alkohol/Tag, für Männer <20 g/Tag. Gefäßprotektive Wirkungen schreibt man hochwertigem Rotwein zu. Alkohol ist aber ein Zellgift, u.a. myotoxisch. Es führt über 24 Stunden zu einer verminderten Herzleistung, führt oft zu einer progredienten Herzinsuffizienz, ist arrhythmogen – gehäuft mit VES, SVES, Salven und Tachyarrhythmien – und induziert als Zellgift einen Abbau von Muskulatur. Die diabetische Neuropathie tritt schneller in Zusammenhang mit Alkohol auf.

Das »British Medical Journal« veröffentliche 2011 eine Studie mit 84 aussagefähigen Langzeit-Beobachtungsstudien: Im Vergleich zur Abstinenz wurde das Risiko für Herz-Kreislauf-Sterblichkeit durch Alkohol um 25% gesenkt. Dabei lag die Dosis, die den günstigsten Effekt anzeigte, zwischen 30 und 50 Gramm Alkohol (entspricht 200–400 ml Wein) pro Tag, wobei Frauen eher in den unteren Bereichen einzuordnen sind (Brien et al. 2011; Ronksley et al. 2011).

Die biologischen Effekte des Alkohols werden dabei über eine Cholesterin-Absenkung. In der Schweinemast sieht man eine schwergradige Atherosklerose, die Gruppe mit hochwertigem Bordeauxwein hatte glatte Gefäße.

- **Gefahr durch Hypoglykämien**

Alkohol kann über eine Hemmung der Glukoneogenese in der Leber zu lang anhaltenden Hypoglykämien führen (◘ Tab. 18.1).

▣ **Tab. 18.1** Alkohol und Hypoglykämie, Regeln für den Diabetiker im Umgang mit Alkohol	
Harte Alkoholika	Schnaps, Wodka etc. sind hochkonzentrierte Alkoholika ohne Kohlenhydrate, oft nachfolgend Hypoglykämien
Bier	Alkoholwirkung und Kohlenhydratbedarf ausgewogen, aber es macht enorm hungrig. Vielleicht mal günstig bei kachektischen Senioren
Insulindosis, SH-Dosis	Dosierung der Antidiabetika vor und nach einem Fest reduzieren. Genaue Angaben sind nicht möglich
Begleitperson	Eine Begleitperson sollte über die Diabeteskrankheit informiert sein
Snacks	Kleinere Snacks bei einer Festivität schützen vor der Hypoglykämie

■ **Neuropathie und Alkohol**

Diabetes in Kombination mit chronischem Alkoholkonsum potenziert die Gefahr einer diabetische Polyneuropathie, da bei vielen Patienten über Jahre eine Neuropathie aufgrund des toxischen Alkoholgenusses auch ohne schon bestehenden Diabetes voranschreitet. Auch Nichtdiabetiker können nachts unruhige Beine und ganz ungutes Kribbeln durch ein Glas Rotwein am Abend kriegen.

■ **Adipositas und Alkohol**

Alkohol ist ein hochkalorisches Genussmittel, und es regt den Appetit sehr an! Nach einem Glas Bier bekommt man richtig »Kohldampf«.

■ **Metformin und Alkoholkonsum**

Metformin kann zu einer Laktazidose führen. Es besteht eine Kontraindikation von alkoholabhängigen Patienten für Metformin.

Das Phänomen der Hemmung der Glukoneogenese durch Alkohol ist manchen älteren Damen mit Typ-2-Diabetes bekannt. Bevor sie zum Arzt zur BZ-Kontrolle gehen, wird ein Schnäpschen nach dem Aufstehen getrunken. Dies hemmt morgens die Glukoneogenese, und »der Doktor kann sich über die guten BZ-Werte freuen«.

Eine **Alkoholintoxikation** kann mit einer Ketoazidose und normalem BZ einhergehen. Ebenso denkbar eine Hungerketose plus Unterzucker. Die Alkoholintoxikation hemmt die Glukoneogenese und die Insulinsekretion nachhaltig. Die Leber hat keine Glykogenreserven und ist durch die Vorschädigung nur sehr eingeschränkt zur Glykogenolyse und Glukoneogenese in der Lage. Die Therapie besteht dementsprechend aus Glukoseinfusionen, verbunden mit der Gabe von Vitamin B_1, um die Glukoseutilisation erst wieder zu ermöglichen.

Grundzüge der Diabeteskost

P. Hien et al., *Diabetes 1x1*,
DOI 10.1007/978-3-642-44976-5_19,
© Springer-Verlag Berlin Heidelberg 2014

Gesunde Ernährung: Vollwertige und bedarfs-deckende Kost

— 60% komplexe Kohlenhydrate
— Einfachen Zucker (Mono- und Disaccharide) vermeiden
— Möglichst viel Hülsenfrüchte und Ballaststoffe
— Eiweiß wird viel zu viel gegessen
— Fett: max. 30% an Energie
— Anteil schlechter langkettiger gesättigter Fett-säuren: <10%
— Salzkonsum: <6 g/Tag

Der Körper reguliert bei Diäten, wenn man nicht gleichzeitig richtig trainiert oder schwer arbeitet, seinen Grundumsatz drastisch herunter – und baut nur Muskulatur ab. Sind die Muskeln weg, so wird die Ausgangslage für den adipösen Diabetiker schlechter als vorher, es entsteht der der sog. Jojo-Effekt. Da hilft nur: ausreichend komplexe Kohlenhydrate, kaum Fett und richtiges Training mit Muskelaufbau.

Ungünstig ist schnell verwertbare Glukose, diese erzeugt nur ein kurzes Sättigungsgefühl und führt zu kurzfristigen Blutzuckerspitzen mit hohem Insulinbedarf. Die hohen Insulinspiegel bewirken einen BZ-Abfall mit nachfolgendem Heißhunger.

Ideal zum Abnehmen sind komplexe, langsam aufspaltbare Kohlenhydrate, also Vollkornprodukte mit hohem Ballaststoffanteil und große Gemüse- und Salatportionen (◘ Tab. 19.1). Lange Nahrungskarenz fördert eine Gewichtsreduktion (▶ Kap. 6). Dicke Typ-2-Diabetiker

▪ **Tab. 19.1** Mediterrane Kost, eine ausgewogene Mischkost	
Komplexe Kohlenhydrate	Salate, Ballaststoffe, Hülsenfrüchte, Vollkornprodukte
Gemüse	So günstig, dass kaum Insulin hierfür berechnet werden muss. Ballaststoffe verzögern die Resorption
Pflanzliche Öle	Ungesättigte Fettsäuren schützen vor der Arteriosklerose (Olivenöl, Avocados, Walnüsse, Erdnüsse etc.)
Kaum tierische Fette (Fisch statt Fleisch)	Billige langkettige gesättigte Fettsäuren und Cholesterin induzieren die Atherombildung
Früchte und Milchprodukte	Sie sind weniger »glykämisch« als Zuckerprodukte

sollten möglichst lange Esspausen haben und dazu viel kaltes Wasser trinken.

19.1 Körpergewicht

Die WHO-Klassifikation zum Körpergewicht zeigt ▪ Tab. 19.2.

Wichtiger als der BMI ist aber der Taillenumfang, die **waist-to-hip-ratio (WHR)**. Es geht um das harte braune Fett im Bauch (▪ Tab. 19.3).

◼ **Tab. 19.2** Klassifikation der WHO von Untergewicht, Normalgewicht und Übergewicht

Klassifikation	BMI (kg/m²)	
	Männer	**Frauen**
Untergewicht	<20	<18,5
Normalgewicht	20–25	18,5–25
Adipositas Grad I	25–30	25–30
Adipositas Grad II	30–40	30–40
Adipositas Grad III	>40	>40

◼ **Tab. 19.3** Wichtiger als der BMI: der Taillenumfang

	Erhöhtes Risiko	Deutlich erhöhtes Risiko
Männer	>94 cm	>102 cm
Frauen	>80 cm	>88 cm

19.2 Energie-, Kohlenhydratbedarf

Wichtig ist die Beachtung des Energie- und Kohlenhydratbedarfs (◼ Tab. 19.4).

Typische Nahrungsmittel mit einem hohen Anteil an komplexen Kohlenhydraten und damit einem niedrigen glykämischen Index sind:

- Roggenvollkornbrot,
- Vollkornhaferflocken,

- Vollkornreis,
- Hülsenfrüchte,
- Nüsse,
- Vollmilch,
- Naturjoghurt,
- alle Gemüse außer Mais,
- Äpfel, Birnen, Orangen, Erdbeeren.

◻ **Tab. 19.4** Berechnung des Energiebedarfs in kcal/Tag

Erwach-	In Ruhe	–	25–30 kcal/kg KG/Tag
sene	Leichte Arbeit	plus 1/3	30–35 kcal/kg KG/Tag
	Mittlere Arbeit	plus 2/3	35–45 kcal/kg KG/Tag
	Schwere Arbeit	plus 3/3	45–60 kcal/kg KG/Tag
Harris-Benedict-Formel	Frauen	$655 + (9,5 \times$ kg KG$)$ $+ (1,8 \times$ Größe cm$) - (4,7 \times$ Alter$)$	
	Männer	$66 + (13,7 \times$ kg KG$)$ $+ (5,0 \times$ Größe cm$) - (6,8 \times$ Alter$)$	

- **Proteinbedarf**

Selbst Spitzensportler, die Ausdauerleistungen erbringen, vermeiden es, wesentlich mehr als 0,8– 1 g Eiweiß/kg KG/ Tag zu essen. Überschüssiges Eiweiß bei Sportlern hemmt, insbesondere bei Ruderern, interessanterweise den Muskelaufbau. Kinder, Adoleszente und Schwangere benötigen 1,5–2 g Eiweiß/kg KG/Tag. Bei einer Mikroalbuminurie wird die Proteinzufuhr auf 0,7 g/kg KG/Tag reduziert. Eine Proteinaufnahme von weniger als 0,6 g/ kgKG/Tag ist jedoch nicht empfehlenswert, da dann eine Mangelernährung droht. Im Senium sollte es 1 g/kgKG/ Tag sein. Ab der terminalen Insuffizienz (Dialyse) wird der Patient deutlich katabol und sollte die bestehende Mangelernährung durch eiweißreiche Nahrungsmittel ergänzen.

Eiweißreiche Nahrungsmittel
- 100 g mageres Fleisch (z. B. Rind, Kalb, Schwein, Geflügel) enthält 20 g Eiweiß.
- 100 g Fisch (z. B. Seelachs, Scholle, Kabeljau, Forelle) enthält 18 g Eiweiß.
- 100 g Wurst (z. B. Bierschinken, Fleischkäse, Salami) enthält 13 g Eiweiß.
- 100 g gekochter Schinken enthält 20 g Eiweiß.
- 100 g Milch/Joghurt enthält 3,5 g Eiweiß.
- 100 g Magerquark oder Speisequark mit 20% Fettanteil enthält 13 g Eiweiß.
- 100 g Schnittkäse (z. B. Gouda, Tilsiter, Emmentaler) enthält 26 g Eiweiß.
- 100 g Hülsenfrüchte enthalten 23 g Eiweiß.
- 100 g fettarmes Sojamehl enthält 50 g Eiweiß.

■ **Fette**

Fette sollten möglichst keinen größeren Anteil als 35% an der gesamten Energiezufuhr haben. Derzeit liegt dieser Anteil im Bevölkerungsschnitt deutlich über 60%, fast ausschließlich die spottbilligen gesättigten langkettige Kokos- und Palmfette. Neben der extrem hohen Kalorienzufuhr steigern diese langen Fette die Atherogenese, das Essbedürfnis und senken die Intelligenz. Diese langkettigen gesättigten Fettsäuren lagern sich auch in die Membranen der Hirnzellen und stören deren Funktion und führen zu einem ständigen Bedürfnis diese Fette nachzuliefern – eigentlich müsste man diese verbreiteten giftigen Palm- und Kokosfette verbieten, das wird eine Sucht. Dies war in den USA schon mal angedacht, wurde aber von einer mächtigen Lobby erkannt und verhindert.

So ist es empfehlenswert, Zurückhaltung bei frittierten Produkten (z. B. Pommes frites, Kartoffelchips), Gebäck aus Blätterteig, Keksen, Süßwaren, Fertiggerichten etc. zu üben und bei verpackten Lebensmitteln auf die Zutatenliste zu schauen – Produkte, die die Bemerkungen »enthält gehärtete Fette« oder »pflanzliches Fett, z. T. gehärtet« aufweisen, enthalten extrem hohe Anteile dieser gefährlichen Fettsäuren. Für unnötige und schädliche Palmölplantagen werden Regenwälder abgeholzt; für Orang-Utans gibt es in 15 Jahren keinen Lebensraum mehr.

Ungesättigte Fettsäuren Gefäßprotektiv sind die einfach ungesättigten Fettsäuren, beispielsweise in Olivenöl, Rapsöl, Avocados, Wal- und Erdnüssen. Zudem sollte man statt Fleisch mehr Meeresfisch essen, da er gefäßprotektive Fettsäuren enthält.

19.3 Berechnungseinheit (BE) – Kohlenhydrateinheit (KH)

Eine Berechnungseinheit ist eine Schätzgröße und entspricht der Nahrungsmittelmenge, die **10–12 g an verwertbaren Kohlenhydrate** enthält. Dieser glykämische Index beschreibt die Geschwindigkeit der Resorption, Referenzwert ist gelöster Traubenzucker.

BE und KH

Broteinheit (BE) – Eine BE ist die Menge eines Nahrungsmittels, die 12 Gramm an blutzuckerwirksamen Kohlenhydraten in unterschiedlicher Zucker- und Stärkeform enthält. 12 Gramm Kohlenhydrate entsprechen 200 kJ, also 48 Kilokalorien; im Rahmen einer durchschnittlichen westlichen Mischkost mit Fleisch und Fett wären das 100 Kilokalorien; wenn man konsequent Fette reduziert, sind es nur noch 80 Kilokalorien.

Kohlenhydrateinheit (KH) – Zur leichteren Berechnung wird zunehmend die Bezeichnung Kohlenhydrateinheit verwendet, die 10 Gramm Kohlenhydraten entspricht.

Die BE in der normalen, zuckerhaltigen Limonade wirken zu 100% auf den BZ-Spiegel, und sie müssen damit zu 100% mit Insulin abgedeckt werden. Der glykämische Index für reine Glukose oder auch eine zuckerhaltige Limonade ist also 100%. Spaghetti werden nur langsam aufgespalten und langsam resorbiert. Große Anteile der BE aus Spaghetti können deswegen unabhängig vom Insulin von der Leber extrahiert werden. Nur ca. 50% müssen mit Insulin abgedeckt werden. Der glykämische Index für Spaghetti ist 50%. Dieser glykämische Index ist in den Austauschtabellen bereits berücksichtigt (◻ Tab. 19.5).

▪ Zuckeraustauschstoffe

Diese finden sich in kommerziellen Diabetikersüßigkeiten (Konfitüre, Schokolade etc.) sowie in sog. zuckerfreien Bonbons und Weingummis (in Letzteren v. a. das Isomalt, das weniger kariogen ist). **Mannit, Xylit, Sorbit** und **Isomalt** werden mit 2,4 kcal/g berechnet. Wegen der langsamen energetischen Nutzung, v. a. des Sorbit und des Isomalt, besteht nur ein geringer Insulinbedarf. Als

◨ **Tab. 19.5** Glykämischer Index. (Mod. nach Berger u. Jörgens 1994)

Glykämischer Index (%)	Nahrungsmittel
90–110	Malzzucker, Instantkartoffelpüree, gebackene Kartoffeln, Honig, Instantreis, Minutenreis, Puffreis, Cornflakes, Cola, reife Weintrauben, (sog. schnelle BE)
70–90	Weißbrot, Graubrot, Knäckebrot, Kräcker, Fertigmüsli, Milchreis, Bier, Mondamin, Puddingpulver, Weizenmehl, Biskuit, Plätzchen, Sandkuchen
50–70	Haferflocken, Bananen, Süßmais, Parboiled-Reis, Salzkartoffeln, Haushaltszucker, Pumpernickel, Vollkornbrot, ungesüßte Obstsäfte
30–50	Milch, Joghurt, Obst, Spaghetti, Hülsenfrüchte, Eiscreme
<30	Fruktose, Linsen, Bohnen, Sojabohnen, Blattgemüse, Nüsse, Frischkornmüsli, Schwarzwurzeln

Ursache einer unklaren Diarrhoe sollte man v. a. an die sorbit- und auch fruktosehaltigen Lebensmittel denken. **Fruktose** ist kalorisch mit 4 kcal/g zu berücksichtigen. Fruktose ist kein »gesunder« Zucker, sondern erhöht das Risiko der Entstehung eines Typ-2-Diabetes, führt vermehrt zu Fettstoffwechselstörungen, vermindert das Sättigungsgefühl und fördert somit eine Gewichtszunahme.

»Diabetikersüßigkeiten« werden heute nicht mehr im Rahmen einer »Diabeteskost« empfohlen; neben den darin enthaltenen Zuckern wie Fruktose und Sorbit, die meist zu intestinalen Nebenwirkungen führen, sind diese Produkte häufig zudem recht fetthaltig und schon deswegen nicht zu empfehlen – sie bringen keine Vorteile und erschweren die BZ-Einstellung, da sie den Betroffenen Unbedenklichkeit suggerieren.

19.4   Kohlenhydrataustauschtabelle

Für die leichtere Abschätzung der aufgenommenen Kohlenhydrate stehen sog. Austauschtabellen zur Verfügung. Austausch heißt: Wie viel Gramm eines bestimmten Nahrungsmittels kann ich gegen ein anderes austauschen, um die gleiche Menge BE bzw. Kohlenhydrate aufzunehmen? Die Referenzmenge ist in der Regel eine BE (► Abschn. 19.3). Kohlenhydrataustausch- und Kalorientabellen sind in verschiedenen Ausführungen im Buchhandel erhältlich. Man muss sich nicht wundern, dass die Angaben schwanken, das liegt in der Natur des Themas. Eine ausführliche Aufstellung findet sich auch in dem Werk »Ernährung des Diabetikers« (Böhm et al. 2001a, dort auf S. 51–61). Außerdem bieten viele Unternehmen, die im Bereich Diabetes engagiert sind (z. B. Berlin-Chemie, NovoNordisk, Roche Diagnostics, Sanofi-Aventis, Lilly), gut illustrierte Austauschtabellen kostenlos an oder sind im Internet verfügbar (z. B. http://gin.uibk.ac.at/thema/diabetes/austauschtabellen.html; http://www.diabetesworld.net/Portal-fuer-Patienten-und-Interessierte/Services/Hilfreiches/Nachschlagewerke.htm?ID=2462).

Diabetes und Reisen

P. Hien et al., *Diabetes 1x1*,
DOI 10.1007/978-3-642-44976-5_20,
© Springer-Verlag Berlin Heidelberg 2014

Zur Behandlung leichter Hypoglykämien sollte stets Traubenzucker mitgeführt werden. Um eine schwere Hypoglykämie zu beherrschen, sollte ein Diabetiker-Ausweis in Landessprache und ggf. auch Glukagon mitgeführt werden, wenn ein Mitreisender über die Anwendung unterrichtet wurde.

Bei **Reisen mit dem Auto oder Motorrad** sollten alle notwendigen Utensilien zur Kontrolle und Behandlung des Stoffwechsels in ausreichender Menge mitgeführt werden, inkl. Traubenzucker und BZ-Messgerät. Vor Antritt der Fahrt und bei längeren Fahrten sollten alle zwei Stunden BZ-Kontrollen durchgeführt werden. Lange Nachtfahrten sind möglichst zu vermeiden.

Ein **Flug von Westen nach Osten** bedeutet »Zeitverlust« (der Tag wird kürzer); das kann so ausgeprägt sein, dass man ein NPH-Insulin weglässt und ggf. partiell durch ein kurz wirksames Insulin ersetzt. Ein Flug von **Osten nach Westen** bedeutet »Zeitgewinn«, der Tag wird länger, weil man mit der Sonne mitfliegt. Die hinzukommenden Stunden werden durch zusätzliches Normal- oder etwas mehr NPH-Insulin abgedeckt.

Ja nach Reiseziel können am Zielort andere klimatische Bedingungen herrschen. Bei **Kälte** müssen das Insulin, Kohlenhydrate, Not-BE, das BZ-Messgerät und die Streifen am Körper unter der Kleidung getragen werden. Bei Kälte werden die Handschuhe erst kurz vor der Messung ausgezogen. Die Teststreifen werden im Warmen oder unter der Jacke benetzt und das Gerät während der Messung wieder ins Warme gesteckt. Bei **Hitze** wird das Insulin gekühlt, evtl. in einer Thermoskanne oder Kühltasche. Große Hitze beschleunigt die Insulinwirkung und bedingt eine erhöhte Hypoglykämiegefahr.

Folgende **Regeln** sollten weiterhin beachtet werden:

1. Ausreichend Material sollte vorhanden sein. Die Beschaffung von Medikamenten, Spritzen, Nadeln, Testutensilien, Glukagon-Kit und Notfallmaterial kann besonders im außereuropäischen Ausland schwierig sein, z. T. sind auch die Präparatenamen unterschiedlich bzw. nicht vergleichbar oder gar irreführend. Insulin sollte immer in doppelter Menge mitgeführt werden.

2. Insulin-Pumpenträger sollten zusätzlich Katheter und Batterien im Reisegepäck haben.

3. Medikamente sollten ausschließlich in der Originalverpackung inkl. Beipackzettel mitgeführt werden; dies ist hilfreich bei Kontrollen an der Grenze oder an Flughäfen sowie beim Nachkaufen der Medikation.

4. Es sollte zuvor geklärt werden, ob Medikamente notfalls im Reiseland erhältlich sind. In den USA sind Spritzen z. B. rezeptpflichtig, die meisten Insuline sind jedoch rezeptfrei.

5. Es sollte ein ärztliches Attest (deutsch/englisch/»doctor's letter«) ausgestellt werden, auf dem die Medikation angeführt ist und das klarstellt, dass bei einer Insulinbehandlung zwingend Spritzenmaterial und weiteres Zubehör im Reisegepäck mitgeführt werden muss. Idealerweise führen die Patienten zwei Atteste mit sich, falls ein Attest verloren geht oder beim Grenzübertritt eingezogen wird.

6. Man sollte Blutzuckermessgerät mit ausreichend Teststreifen mitnehmen sowie den Batteriestatus überprüfen; ggf. Ersatzbatterien mitführen. Zusätzlich kann ein rein visuelles System mitgenommen werden.

7. Gesundheitspass Diabetes mitführen.
8. SOS-Plakette zum Umhängen tragen.
9. Informationen besorgen über mögliche Ansprech-
   partner lokaler Diabetesorganisationen, falls weiter
   Hilfe vor Ort benötigt werden sollte. Kontaktan-
   schriften von Insulinherstellern können ebenfalls
   für Notfälle hilfreich sein.

Diabetes und Straßenverkehr

P. Hien et al., *Diabetes 1x1*,
DOI 10.1007/978-3-642-44976-5_21,
© Springer-Verlag Berlin Heidelberg 2014

Sinnvoll ist es, sich einmal die »Verordnung über die Zulassung von Personen zum Straßenverkehr (Fahrerlaubnis-Verordnung – FeV) – Eignung und bedingte Eignung zum Führen von Kraftfahrzeugen – Fahrerlaubnis-Verordnung anzusehen. Auch die Mitteilungen des »Ausschusses Soziales« der DDG (Deutsche Diabetes-Gesellschaft, www.deutsche-diabetes-gesellschaft.de) sind interessant und hilfreich.

■ **Leitsätze für Diabetiker im Straßenverkehr**

Wer als Diabetiker zu schweren Stoffwechselentgleisungen mit Hypoglykämien (Blutzuckererniedrigung unter den Normalbereich) neigt – inkl. Kontrollverlust, Verhaltensstörungen oder Bewusstseinsbeeinträchtigungen – oder zu Hyperglykämien (Blutzuckererhöhung über den Normalbereich) mit ausgeprägten Symptomen wie z. B. Schwäche, Übelkeit, Erbrechen oder Bewusstseinsbeeinträchtigungen, ist nicht in der Lage, den gestellten Anforderungen zum Führen von Kraftfahrzeugen der Gruppe 1 und 2 gerecht zu werden.

Wer nach einer Stoffwechseldekompensation erstmals oder überhaupt neu eingestellt wird, ist so lange nicht in der Lage, den gestellten Anforderungen zum Führen von Kraftfahrzeugen beider Gruppen gerecht zu werden, bis die Einstellphase durch Erreichen einer ausgeglichenen Stoffwechsellage (einschließlich der Normalisierung des Sehvermögens) abgeschlossen ist.

Bei ausgeglichener Stoffwechsellage sind im Umgang mit der Erkrankung informierte Diabetiker, die mit Diät, oralen Antidiabetika oder mit Insulin behandelt werden, in der Lage, Kraftfahrzeuge der Gruppe 1 sicher zu führen.

Wer als Diabetiker mit Insulin behandelt wird, ist in der Regel nicht in der Lage, den Anforderungen zum Führen von Kraftfahrzeugen der Gruppe 2 gerecht zu werden. Ausnahmen setzen außergewöhnliche Umstände voraus, die in einem ausführlichen Gutachten im Einzelnen zu beschreiben sind. Neben regelmäßigen ärztlichen Kontrollen sind Nachbegutachtungen im Abstand von höchstens zwei Jahren erforderlich.

Diabetiker, die mit oralen Antidiabetika vom Sulfonylharnstofftyp behandelt werden, sind in der Lage, den Anforderungen zum Führen von Kraftfahrzeugen der Gruppe 2 gerecht zu werden, wenn vor der Genehmigung eine gute Stoffwechselführung ohne Hypoglykämien über etwa drei Monate vorlag. Nachbegutachtungen sind im Abstand von höchstens drei Jahren erforderlich.

■ **Beurteilung der Fahreignung**

Für alle Kraftfahrer gleichermaßen verbindlich sind bei der Teilnahme am Straßenverkehr die gesetzlichen Bestimmungen des Straßenverkehrsgesetzes (STVG), der Straßenverkehrsordnung (STVO) und der Fahrerlaubnisverordnung (FeV):

§ 1 STVO Die Teilnahme am Straßenverkehr erfordert ständige Vorsicht und gegenseitige Rücksicht. Jeder Verkehrsteilnehmer hat sich so zu verhalten, dass kein anderer geschädigt, gefährdet oder mehr als nach den Umständen unvermeidbar behindert oder belästigt wird.

§ 2 FeV Wer sich infolge körperlicher oder geistiger Mängel nicht sicher im Straßenverkehr bewegen kann, darf am Verkehr nur teilnehmen, wenn Vorsorge getroffen ist, dass er andere nicht gefährdet. Die Pflicht zur Vorsorge obliegt dem Verkehrsteilnehmer selbst oder einem für ihn Verantwortlichen.

Diabetiker, die keine Krankheitszeichen zeigen und erwarten lassen, sind beim Führen von Kraftfahrzeugen beider Gruppen in der Lage, den gestellten Anforderungen gerecht zu werden. Dies gilt für den größten Teil aller Diabetiker. Die Voraussetzungen zum sicheren Führen von Kraftfahrzeugen können jedoch eingeschränkt oder ausgeschlossen sein, wenn durch unzureichende Behandlung, durch Nebenwirkungen der Behandlung oder durch Komplikationen der Erkrankung verkehrsgefährdende Gesundheitsstörungen bestehen oder zu erwarten sind. Diese Diabetiker bedürfen der individuellen Beurteilung in der Frage, ob ihre Fähigkeiten den Mindestanforderungen zum Führen von Kraftfahrzeugen entsprechen.

Das verkehrsmedizinische Risiko kann sich im Verlauf der Diabeteserkrankung so schnell ändern, dass die nach § 23 FeV vorgeschriebenen Befristungen der Fahrerlaubnis für Fahrzeuge der Gruppe 2 unzureichend sind. Diese Fristen können ggf. im Einzelfall verkürzt werden.

Nach verkehrsmedizinischen Aspekten können drei Gruppen von Diabetikern entsprechend ihrer Behandlungsart und Kontrollbedürftigkeit unterschieden werden:

- **Nur mit Diät sowie mit Diät und nicht-beta-zytotrop wirkenden oralen Antidiabetika** (Medikamente zur Besserung der Insulinresistenz, wie Biguanide, Insulinsensitizer und/oder Pharmaka zur Resorptionsverzögerung von Nährstoffen) behandelte Diabetiker: Diabetiker dieser Gruppe können uneingeschränkt am motorisierten Straßenverkehr teilnehmen. Eine relevante Hypoglykämiegefahr besteht nicht.

- Mit Diät und **beta-zytotrop wirkenden oralen Antidiabetika** (Sulfonylharnstoffe, Glinide) behandelte Diabetiker: Diabetiker dieser Gruppe sind eher selten durch Hypoglykämien gefährdet. Sie können in der Regel uneingeschränkt den Anforderungen zum Führen eines Kraftfahrzeuges gerecht werden.
- Mit Diät und **Insulin, auch mit Insulin und oralen Antidiabetika** behandelte Diabetiker: Diabetiker dieser Gruppe sind vom Grundsatz her hypoglykämiegefährdet. Sie sind deshalb in der Regel nicht in der Lage, den Anforderungen zum Führen von Kraftfahrzeugen der Gruppe 2 gerecht zu werden. Kraftfahrzeuge der Gruppe 1 und auch der Unterklassen C1, ClE können sie jedoch führen, wenn davon auszugehen ist, dass sie auftretende Hypoglykämien und Hyperglykämien bemerken und erfolgreich behandeln können. Dies setzt regelmäßige Stoffwechselselbstkontrollen voraus.

Die Hypoglykämie kann gut behandelt werden, wenn sie rechtzeitig erkannt wurde. Der Betroffene erkennt sie an Warnzeichen wie Schweißausbruch, Zittern, Blässe, Sehstörungen, Heißhunger und/oder anderen Symptomen. Es gibt aber auch Diabetiker, bei denen sich die Bewusstseinsveränderungen oder Verhaltensstörungen so plötzlich oder ohne typische Warnzeichen einstellen, dass der Betroffene keine Gegenmaßnahmen ergreifen kann. Diese Diabetiker sind nicht in der Lage, den Anforderungen zum Führen von Kraftfahrzeugen gerecht zu werden, es sei denn, dass sie durch geeignete Maßnahmen, wie z. B. Therapieänderungen, Wahrnehmungstraining, Blutzuckerselbstkontrollen vor und während jeder Fahrt, derartige Hypoglykämien zuverlässig verhindern können.

Die hyperglykämische Stoffwechselentgleisung, die bis zum Präkoma oder Coma diabeticum führen kann, geht mit vermehrter Erschöpfbarkeit, psychischer Verlangsamung und im späten Stadium mit schwerem Krankheitsgefühl und ausgeprägten Symptomen einher. Sie macht den Betroffenen fahrunsicher.

Eine gesonderte verkehrsmedizinische Beurteilung erfordern im Zusammenhang mit dem Diabetes die krankheitsbedingten Komplikationen, v. a. die Retinopathia diabetica. Bei einer Retinopathie kommt es auf das Sehvermögen an, das dann regelmäßig augenärztlich überprüft werden sollte.

Weitere Komplikationen wie Nephropathia diabetica, kardiale und zerebrale Angiopathien, Hypertonie, periphere Neuropathie oder andere können über eine Einschränkung der Organfunktion die Voraussetzungen zur Bewältigung der Anforderungen beim Führen eines Kraftfahrzeuges einschränken oder aufheben. Ihre Beurteilung muss den Beurteilungsgrundsätzen folgen, die für diese Krankheitsgruppen vorgesehen sind.

Bei der Betreuung von Menschen mit Diabetes mellitus gehört die Aufklärung über Verhaltensregeln bei der Teilnahme am öffentlichen Straßenverkehr zu den obligaten Schulungsinhalten und sollte aus forensischer Sicht auch dokumentiert werden.

▪ Richtlinien für insulinspritzende Kraftfahrer

Im Kraftfahrzeug müssen immer ausreichende Mengen an schnell verdaulichen, d. h. rasch wirksamen Kohlenhydraten (z. B. Traubenzucker und zuckerhaltiges Getränk) griffbereit sein. Auch der Beifahrer sollte über den Aufbewahrungsort dieser Kohlenhydrate informiert sein. Darüber hinaus sollten BZ-Messgerät, Teststreifen, Insulin und Insulinpen und ggf. Glukagon mitgeführt werden.

Bei Verdacht auf einen beginnenden oder abklingenden hypoglykämischen Schock darf eine Autofahrt nicht angetreten werden.

Beim geringsten Verdacht auf eine Hypoglykämie während der Fahrt muss sofort angehalten werden. Der Fahrer muss Kohlenhydrate zu sich nehmen und abwarten, bis der Schockzustand sicher überwunden ist.

Vor einer Fahrt darf der Diabetiker niemals mehr als die übliche Insulinmenge spritzen und muss die vorgeschriebene Tageszeit für die Injektion gewissenhaft einhalten.

Vor Antritt einer Fahrt dürfen niemals weniger Kohlenhydrate gegessen werden als sonst. Empfehlenswert ist eher ein geringer Mehrverbrauch an Kohlenhydraten.

Bei längeren Fahrten sollte der Diabetiker nach jeder Stunde eine Kleinigkeit essen, alle 2 Stunden Pausen einlegen, den BZ bestimmen und ggf. zusätzliche Kohlenhydrate zu sich nehmen (Protokollieren zweckmäßig!).

Lange Nachtfahrten und andere lange Fahrten, die den üblichen Tagesrhythmus stören, sollten möglichst vermieden werden.

Eine Begrenzung der Fahrgeschwindigkeit aus eigenem Entschluss verhilft dem Diabetiker zu erhöhter Sicherheit.

Der Diabetiker sollte darauf verzichten, Fahrzeuge mit ihrer Höchstgeschwindigkeit auszufahren.

Jeglicher Alkoholgenuss vor und während der Fahrt ist besonders dem Diabetiker generell verboten.

Immer sollte der Diabetikerausweis mitgeführt werden.

Der Diabetiker sollte regelmäßig ärztliche Kontrollen und halbjährliche Kontrollen der Sehleistung durchführen lassen.

Diabetes und Neoplasien

P. Hien et al., *Diabetes 1x1*,
DOI 10.1007/978-3-642-44976-5_22,
© Springer-Verlag Berlin Heidelberg 2014

Nicht nur die klassischen diabetesbedingten Komplikationen sollten im Rahmen einer konsequent strukturierten Nachsorge bei Diabetespatienten, wie bereits in den vorhergehenden Kapiteln dargelegt, berücksichtigt werden. Der Diabetes mellitus und Adipositas sind mit dem vermehrten Auftreten von bösartigen Erkrankungen vergesellschaftet, für die jedoch in großen Teilen gute Vorsorge- und Interventionsmöglichkeiten bestehen.

> ❯ Das Bestehen eines Diabetes mellitus mit Adipositas prädisponiert bei Männern und Frauen gleichermaßen für das gehäufte Auftreten einer Vielzahl von soliden Tumoren. Energiearme Kost und ein guter Trainingszustand mit einer sehr guten Muskulatur schützen vor Tumorerkrankungen.

Aus großen epidemiologischen Untersuchungen ist klar geworden, dass die in ◼ Tab. 22.1 aufgeführten Tumorerkrankungen signifikant häufiger bei Diabetespatienten und Adipositas anzutreffen sind. Auf die bestehenden Vorsorgemöglichkeiten sollten deshalb Diabetespatienten in besonderem Maße aufmerksam gemacht und zur Teilnahme aufgefordert werden, besonders zur sog. Vorsorgekoloskopie.

◻ **Tab. 22.1** Tumorarten und Risikoerhöhung bei Diabetespatienten

Tumorart	Risikoerhöhung	Bestehende Vorsorge- und Therapiemöglichkeiten
Frauen		
Mammakarzinom	Etwa 1,5-fach	Ja
Kolorektales Karzinom	Etwa 1,5-fach	Ja
Pankreaskarzinom	Etwa 1,7-fach	Nein
Männer		
Leberzellkarzinom	Etwa 2,2-fach	Ja
Kolorektales Karzinom	Etwa 1,5-fach	Ja
Blasenkarzinom	Etwa 1,5-fach	Ja
Pankreaskarzinom	Etwa 1,7-fach	Nein

Serviceteil

P. Hien et al., *Diabetes 1x1*,
DOI 10.1007/978-3-642-44976-5,
© Springer-Verlag Berlin Heidelberg 2014

Stichwortverzeichnis

I

T

Printing: Ten Brink, Meppel, The Netherlands
Binding: Ten Brink, Meppel, The Netherlands